新型コロナの患者学

新型コロナ感染症に罹患した医師の107日の闘い

カバーイラスト　浅田優花

新型コロナの患者学

目次

プロローグ

●それはとつぜんにやってきた。昨年（2020年）の4月13日のことである。朝起きると、めずらしく頭痛がする。熱を測ると37.5℃。

「カゼでもひいたのかな」……。ただのカゼと思い、カゼ薬を服用し、昼には解熱した。ところが3日後（4月16日）、診療を終えた夕刻、強い倦怠感に襲われ、熱っぽさを覚えた。早めに帰宅し、夕飯後に体温を測ると39.7℃。再びカゼ薬を服用して嵐が過ぎ去るのを待った。だが、一向に熱が下がらない。「ひょっとしたら」……。この時初めて新型コロナウイルス感染症を意識した。「まさか、わたしが」……。予感は的中。検査の結果、「新型コロナウイルス感染症」（COVID-19）と診断され、ただちに入院となった。診る方だけにしておけばいいのに、好奇心が強すぎる性格のためか、はたまた迂闊だったのか。胸部X線検査から初期の肺炎と判明。その後、3日目に肺炎が重症化、血中酸素飽和度（spO$_2$：血中酸素濃度）が88％となり、急きょ「ICU」（集中治療室）へ。急激に容体が悪化するなかで、生命の危機と向き合うこととなった。入院は「107日」に及んだ。

●本書は、新型コロナウイルス感染症の発症（感染）から退院（回復）までの経過に若干の医学的解説を加え、周辺の事情と回想をからめて日記風にまとめたものである。標準治療のマニュアルもなく、明確な病態や治療法が確立されていない中で、いわば手探り状態の中から得られた知見と、崖っぷちから生還できた体験を読者の方々と共有できればと思う。そして、いささかでも今後の教訓になれば幸甚である。また入院中、本症を体験する中で、さまざまな疑念や問題点も浮かび上がってきた。そのことも記しておきたい。

【新型コロナウイルス感染症の経緯】

●ここで、これまでの新型コロナウイルス感染症（COVID-19＊）の経緯を概観しておきたい。2019年12月に中国・武漢に端を発した「新型コロナウイルス感染症」は、またたく間に全世界に広がり、翌2020年1月30日には、WHO（世界保健機関）が「緊急事態宣言」を出し、3月11日には「パンデミックの状況にある」との認識を示した。わが国においては「指定感染症」（1月31日）に指定された（2021年2月13日に「新型インフルエンザ等感染症」に変更）。

日本国内で初めての感染者が確認されたのは翌2020年1月16日。患者は武漢に渡航した中国籍の男性であった。厚生労働省は「1月14日、神奈川県内の医療機関から管轄の保健所に対して、中華人民共和国湖北省武漢市の滞在歴がある肺炎の患者が報告された」と発表。国立感染症研究所で検査し、15日に新型コロナウイルスへの感染が確認された。以下はその経緯である。

「患者Aは、2020年1月3日に中国・武漢市に滞在中に発熱を認め、帰国日の1月6日に日本国内のクリニックでインフルエンザ迅速診断キット陰性とされ、自宅療養をしていたが、症状が軽快しないため、1月10日にX病院を受診し、胸部レントゲン写真で肺炎像が確認された。1月13日には肺炎症状が改善をみないことを受け、1月14日に管轄保健所により行政検査の手続きがとられ、1月15日夜に確定診断がなされ、日本国内で検知された新型コロナウイルス感染症第1例目となった。世界保健機関（WHO）に対しては1月16日未明に国際保健規則に基づいて症例の発生が通告された」

（出典：IASR Vol.41 p143-144：2020年8月号）

●2月3日に横浜港に入港したクルーズ船『ダイヤモンド・プリンセス号』（乗客3,711名）で乗客の新型コロナウイルス感染が確認されたことから、厚労省（厚生労働省）は乗員・乗客の下船を許可せず、同日から14日間の検疫下においた（3月1日全員が下船）。対応に当たる過程で徐々に感染力の強さや重症化率などが把握され、流行地域からの入国制限や検疫強化などの「水際対策」がとられた。2月25日には厚生労働省内に「クラスター対策班」が設

置され、クラスター（集団感染）対策を強化する方針が立てられた。

2月27日には、安倍首相が全国すべての小中高と特別支援学校に対して、感染拡大を防止するために3月2日から春休みまで「臨時休校」を要請し、大きな話題となった。国内で初めて感染者の死亡が確認されたのが2月13日。神奈川県に住む80代女性であった。

●3月に入ると、クラスター対策を通じて「感染者の8割は他者に感染させておらず、残り2割の感染者から複数の人に感染が広がっている」ことや「換気が悪く、不特定多数の人が集まり、人と人との近距離での接触があるような空間で感染が広がりやすい」といったウイルス伝播の特徴が判明。いわゆる「密」の回避や社会的距離（ソーシャルディスタンス）の確保、手洗いやマスクといった基本的な感染対策が促され、人びとの「行動変容」の呼びかけが行なわれた。3月24日には「東京オリンピック・パラリンピック」が1年程度延期することで合意された。

3月下旬になると、都市部を中心に感染者が急増。病床の逼迫が課題となり、軽症者や無症状の感染者は入院ではなく、宿泊施設や自宅で療養する方針が示された。

●なかでも人びとに大きな衝撃を与えたのが、3月29日の「志村けん」さんの死であった。死因は、新型コロナウイルスによる「肺炎」であった。国民的スターの訃報に多くの人が驚きと悲しみに包まれた。享年70。多くの人びとにとって、志村さんはテレビの中の最も身近な親しい人であった。志村さんの突然の死は社会に大きな衝撃を与え、「対岸の火事」と思っていた日本人に、身をもって新型コロナウイルスの脅威を示したといえる。彼の死は、決して「他人事」でなく、「コロナを甘く見ないほうがいい」という警鐘となった。

これまでの知見から、高齢、喫煙、肥満、高血圧などの循環器疾患、糖尿病、脳血管障害、喘息やCOPD＊（慢性閉塞性肺疾患）などの呼吸器疾患、がん、各種免疫不全、腎機能障害、人工透析などを有する場合には入院後の重症化や死亡する割合が高いとされている。志村さんは、肺に既往歴（2016年8月に肺炎の既往）があり、なおかつ高齢で、喫煙者だった。重症化するリスクが十

分に高かったといえる（後述）。

さらに追い打ちをかけるように、4月23日には女優の岡江久美子さんが新型コロナウイルスの感染により死去。享年63であった。岡江さんは乳がんの治療（放射線治療）を受けており、免疫力や体力が低下しているがん患者らに不安と衝撃を与え、より徹底した感染予防が必要との意識を広げた。また岡江さんの最期は、コロナ感染による死別の特異性を浮き彫りにした（後述）。

● 4月に入ると、さらなる感染拡大防止策として「人と人との接触機会を8割削減する」という方針が打ち出され、政府や知事から外出自粛や事業者の営業自粛が要請された。4月7日には7都府県に緊急事態宣言が発令された。4月11日、この日、国内の感染者が700人を超えた。1日の人数としてはこれまでで最多であった。4月16日には「緊急事態宣言」を全国に拡大。13都道府県は「特定警戒都道府県」となった。そんな最中の発症であった。この日を境に、悪夢のような闘病の日々に突入していくことになる。

＊ COVID-19：「Corona Virus Infection Disease-2019」：新型コロナウイルス感染症の略。
＊ COPD：慢性閉塞性肺疾患。肺胞と末梢気道（肺胞につながる細い気管支部分）が炎症を起こし、労作時の息切れ、咳、痰などの呼吸器症状を呈す。タバコなどに含まれる有害物質に長期間曝露されることで肺が持続的な炎症を起こし、呼吸機能の低下などを引き起こした状態。高齢者に多い。

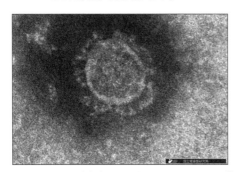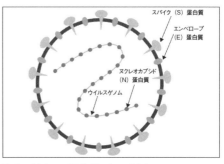

新型コロナウイルスの電子顕微鏡像（左）と構造模型図（右）
［左］：まるで太陽の周りのコロナ冠のように見える。表面を覆うタンパク質（エンベロープ）に包まれていていくつかの王冠（コロナ）のような突起があるのが特徴である。出典：国立感染症研究所ホームページ（https://www.niid.go.jp/niid/images/images/nCoV/2019nCoV-200130monos_niid.jpg）
［右］：1本鎖RNAウイルスで、細胞膜にスパイクを持ち、それが太陽の「コロナ」のように見えるところから名づけられた。

1
症状の発現

● 2020年4月13日（月）、小雨。気温 10.1℃。
「カゼでもひいたかな」……。朝起きると、めずらしく頭痛がして、熱を測ると 37.5℃。昨日、寒い雨の中を散歩したこともあり、「カゼだろう」と自らに言い聞かせて、カゼ薬を服用した。期待どおり、昼には解熱した。この日、症状の出ない「無症候病原体保有者」の存在が初めて明らかになったことをあとで知った。しかも、症候性患者と同等のウイルス量が認められるという。巷間よくいわれる「嗅覚・味覚」の異常は感じなかった。

● 4月14日（火）、晴れ。気温 17.2℃。
「微熱があるんですが」「コロナが心配です」……。この日は、午前・午後ともに内科外来診療を担当。自分の専門分野である糖尿病・内分泌疾患の予約患者さんを診察。加えて、熱はないが「コロナが心配」という患者さんを数人、また「微熱がある」という風邪症状の患者さんも数人診察した。この頃はまだ「PCR検査＊」も簡単には実施できない状態でもあり、無症状の新型コロナウイルス感染の患者さんがいたかもしれない。というのは、発熱・咳・咽頭痛・鼻汁・鼻閉などの呼吸器症状や、頭痛・倦怠感などの初期症状はインフルエンザや感冒に似ていて、初期にこれらと区別することは困難だからである。
● このころ、私はまだ新型コロナ騒動を「対岸の火事」と見ていたふしがあり、外来でもまだマスクもせず、平気で診療をしていた。内心、「インフルエンザと同じ程度なものだろう」とたかをくくっていたのだった。

しかし、いま思うと、コロナウイルスは飛沫や接触による「ヒト－ヒト感染」を起こし、その感染力は 1 人の感染者から 2〜3 人程度に感染させるともいわれ、空気感染も否定できない。しかも、ウイルスに感染した全員が発症するわけではなく、無症状で経過してウイルスが排出される例もあるであろう。こうした中で、もっと用心すべきであったのはいうまでもない。この頃から、各種の医学研究会、学会、結婚式などが中止になり始めていたが、それでもまだかなりの医療関係者は「対岸の火事」とみていた。

●この日、体温は 36.5℃で平熱。体調も普通で、悪くなかった。また、通常いわれるところの、発熱・頭痛、咳・クシャミ、鼻づまり、筋肉痛、悪心、食欲不振、だるさ、それにいちばんの特徴とされる倦怠感や下痢といった症状はまったくなかった。

＊ PCR 検査：Polymerase chain reaction。ポリメラーゼ連鎖反応検査のことで、コロナウイルスを証明するために採取した咽頭拭い液あるいは唾液を使用し、RNA ウイルスの遺伝子の 1 部をプライマーとして逆転写酵素（RT）を利用し、何度か増幅してウイルスの遺伝子を証明する方法。
PCR 法：DNA サンプルの特定領域を数百万〜数十億倍に増幅させる反応または技術。ウイルス検査には PCR 法など核酸増幅法が用いられる。検体としては下気道由来検体（喀痰もしくは気管吸引液）が望ましい。だが、下気道由来検体の採取が難しい場合は上気道由来検体のみでも可である。採取は発病後 5 日以内のできるだけ早い時期の採取が望ましく、速やかに氷上または冷蔵庫（4℃）に保管し、輸送まで 48 時間以上かかる場合は-80℃以下の凍結保存が推奨されている。上気道由来の検体では偽陰性となる事例が報告されており、初回の PCR 検査が陰性であったとしても、臨床的に新型コロナウイルスによる感染症が否定できない場合には、感染対策の解除には慎重になるべきとされる。

● 4 月 15 日（水）、くもり時々晴れ。気温 20.8℃。

「きょうは特別な日」……。この日は、毎年行なっている 1 年生への大学・同窓会の歴史の講義の「ビデオ撮り」の日であった。例年は対面で講義をするのであるが、今年はコロナ禍にあって、大学医学部の授業が 1 カ月遅れて始まることになったため、ビデオに収録し、それを配信してのリモート授業として使用するためである。これは私にとって初めての経験であった。パワーポイントを使いながら、進学課程・一般教育の 3 人の先生方と十分な距離（10m 以上離れて）をとっての撮影・録音であった。

撮影前後の会合や飲み会など、人との感染可能な接触はまったく無かった。ま

た、カゼなどの自覚症状を訴える方もいなかった。

　　　　　　　　　　　●4月16日（木）、くもり。気温16.3℃。
「もしかしたら」……。午後から内科診療。内訳は糖尿病予約患者7名、慢
性腎臓病患者2名、胃がん患者1名、他風邪症状の患者1名、計11名で
あった。夕方から「倦怠感」が出てきて、「熱っぽかった」のと、「軽い咳」が
あったので少し早めに帰宅した。夕飯後、熱を測ると39.7℃となっていて、
「ひょっとしたら」と思いながらも、再びカゼ薬を飲んで早めに寝た。このと
き初めて新型コロナウイルス（以下、新型コロナもしくはコロナの表現も多用
する）の感染を疑い、意識した。ともかく、このままではラチがあかない。熱
が下がらなければコロナ感染の有無を調べてもらうしかない。寝床に就いて
も、「コロナ」のことが頭をもたげてくる。

【感染経緯】
●「4月の中ごろか」……。感染の経緯を遡求してみた。新型コロナウイルス
による疾患発症までの潜伏期間は1～13日（多くは5～6日くらい。最長14
日程度）といわれている。およそ「2週間以内」と考えると、発症は4月12
（日）か13日（月）頃であろうか。入院（PCR検査が陽性となり）が4月
17日（金）であるので、感染はおおむね4月初旬以降となる。
次いで、感染の経緯を「時系列」でたどってみた。
4月1日（水）：診療・診察（仕事）なし。
4月2日（木）：友人たちと佐倉（千葉県）でゴルフ（宴会なし）。
4月3日（金）：午前、練馬区・田柄のテニスクラブでテニス。夜、「再生医
療」の検討委員会があり、渋谷の会議室へ。メンバーは、医師数人と歯科医
師、それに薬剤師・看護師・弁護士・事務局の方で、全員健康な方である。会
議室は広めの部屋で、となりの席まで相当な距離がある、比較的安全な状態
で、いわゆる「Social Distance」＝社会的距離をとって、「3密」は避けられ

ていた。

4月4日（土）：休暇で、朝から富士山麓の鳴沢村にある山の家へ。

4月5日（日）：友人たちと富士山麓の青空の下でゴルフ。この方たちも、のちに調べた結果、全員がコロナに罹患していないことが判明。

4月6日（月）：帰京。

4月7日（火）：午前、外来診療。糖尿病患者数人とカゼの患者数人を診察。

4月8日（水）：午前、理髪店で散髪。午後、田柄のテニスクラブでテニス。

4月9日（木）、10日（金）、11日（土）：内科外来診療。

いずれの外来診療でも糖尿病の患者とカゼの患者数人を診察。カゼの患者はいずれも、軽度の発熱（37.5℃以下）と咽頭痛・咳などの症状があった。全員、PCR検査は実施されておらず、「新型コロナウイルス」に感染していたかは不明。11日は、本来なら午前中の外来診療を終えて、富士山・鳴沢の「山の家」に行くつもりであった。ところが、4月だというのに雪が降り、「少しだけど積もったから気をつけて」と、管理事務所から電話があった。その少し前に、「もういいだろう」とスタッドレスタイヤからノーマルタイヤに替えたばかりであった。だが、この状況では、いくら「四輪駆動」（4WD）といえどもあきらめざるを得なかった。

4月12日（日）：気温10℃と寒い日であった。雨も降り、家内と家の近くの公園を散歩。買い物をしたあと、帰宅……。

この間、飲み会や夜の会食もなく、いろいろと感染経緯を記憶の中でたぐってみたが、結論的に、感染経路は明確にはできなかった。

【コロナウイルスの感染力】

●新型コロナウイルスは、1人の感染者から2〜3人程度に感染させるといわれる。このコロナウイルスの感染伝播の危険性を如実に示したのが、先述のクルーズ船『ダイヤモンド・プリンセス号』の事例であった。

さかのぼること2カ月前の2月17日、この日は妻の「誕生日」であった。ちょうど、クルーズ船『ダイヤモンド・プリンセス号』で新型コロナによる多

数の感染症患者が出たころであった。『ダイヤモンド・プリンセス号』には、乗員・乗客3,713人（うち乗員（船員）1,068人、乗客2,645人）が乗船していた。うち172人（平均年齢69歳）が新型コロナウイルスに感染していることが判明。乗客が152人で、日本人が80人、乗員（船員）が20人であった。検体採取時、144人に症状を認め、発熱（121例）、咳（69例）、咽頭痛（20例）、下痢（3例）であった。一方、検体採取時に「無症状」であったのは24例であった。

その後、4月15日までに感染が確定した患者数は712人に達し、うち少なくとも14人の死亡が確認された。致命率は2.0%であった。また、そのほかに検疫官や船会社の医師や外部から対策にあたった9人の感染が確認された（参考：国立感染症研究所）。のちに問題となったのは、無症状の人が、しかもPCR検査も実施せず（できず）、下船して周辺の人びとにウイルスを撒き散らしてしまったことである。

グローバル時代においては、大型クルーズ船によるウイルス感染症は再び起こり得るし、避けられない。『ダイヤモンド・プリンセス号』の対応は、検疫や海外からの流入などの「水際対策」や「国内感染拡大の防止」といった課題に大きな教訓を残したといえよう。この頃から、医療機関における「クラスター」（集団感染）発生など、感染規模が拡大する事例があることも判明してきた。折しも、世界的にもすでに「パンデミック*」になっていた。

ウイルスは寄生体であり、宿主がなければ増殖できない。「麻疹（はしか）ウイルス」（1人の患者から12〜18人に感染させるといわれ、免疫のない人がかかると100%発症する）のような病原性（殺傷力）の強いウイルスは人びとに恐怖心を生むが、必ずしも強い伝播力を持つわけではない。最もやっかいなのは、「新型コロナウイルス」のような、強い伝播力と、あるていど強い病原性を持つウイルスで、これが「パンデミック」をひき起こすのである。

【新型コロナウイルス感染症：その特徴】
●この頃になると、「新型コロナウイルス感染症」の特徴とその輪郭が少しず

つ明らかになってきた。「感染経路」としては、その中心は「飛沫感染」および「接触感染」であること。しかし、閉鎖空間において近距離で多くの人と会話するなどの一定の環境下であれば、セキやクシャミなどの症状がなくても感染を拡大させるリスクがあること、ウイルスの排出は、発症2〜3日前より始まり、発症直後にその感染力が最も強いこと、発症後8日で感染力が大幅に低下すること、そして無症候の人からの感染の可能性もあることがわかってきた。

「症状」としては、発熱（37.5℃程度の発熱が4日以上続く）・頭痛・咳・筋肉痛・悪心・嘔吐が多くみられ、強い嗅覚・味覚の障害を伴うこともあり、また脱力感・倦怠感・呼吸困難なども比較的多くみられ、喀痰・血痰・下痢などを伴うことがあること。なかには呼吸器症状が前面に表れず、下痢や嘔吐などの消化器症状が主症状の場合もあり、呼吸器症状が見られないからといって新型コロナウイルス感染症を否定する根拠にはならないことなどである。「呼吸困難」がある場合は「肺炎」を発症しているケースが多く、なかには1週間以上の上気道炎症状が続いたあとに肺炎が出現した例もあることから、注意を要すること。

発症から5〜7日目が症状の「分岐点」とされ、8割は軽症でとどまり、2割が中等度から重症化（5%が生命の危機に陥る）に進行すること。なかには発症8日以降に呼吸不全が進行し、「急性呼吸窮迫症候群」（ARDS）や敗血症性ショックなど合併して多臓器不全に陥ることがあること。この場合、人工呼吸器やECMO（エクモ）など、高度な医療を受けないと数時間で死亡すること。また、18歳以下の若年層ではその半数（55%）が無症状もしくは軽症で、50歳を超えると加齢とともに、致命率が上がることなどがわかった。

「胸部レントゲン写真」では、両側性かつ末梢中心の間質性肺炎像（肺胞壁の炎症）が見られるのが特徴で、「胸部CT検査」では、初期でも両側性や肺末梢にすりガラス状の肺炎像が特徴で、重症化した所見では「網目状パターン」と呼ばれる硬化像を示すこと。

「血液検査」では、「白血球数」の減少および「リンパ球数」の減少、「血小板」

の低下、炎症反応の指標である「CRP＊」の上昇がみられること、また「呼吸数」が増加（24／分）し、「血中酸素飽和度」（spO$_2$＊）が低下（93％以下は危険。通常 99〜96％）することなどが明らかとなった。（以上は日本医師会「新型コロナウイルス感染症外来診療ガイド」第 1 版、2020 年 4 月 30 日に従った）

＊パンデミック：Pandemic。人獣共通感染症の「世界的大流行」を表す単語。ギリシャ語が語源で、Pan は「全て」、demic は「人々」を意味する。「感染爆発」とも。
現代のように航空機などの交通機関の発達により、一度感染症が発生するとまたたく間に世界中に広がり、世界的規模で同時に発生する可能性がある。近年では 1918〜1920 年にかけて世界的に猛威を奮った「スペイン風邪」（H1N1 亜型インフルエンザ）が知られる。日本では、1918 年 8 月から 9 月上旬より始まり、10 月には全国に蔓延し、総患者数 2,300 万人、死者は 39 万人に達した。
＊ CRP：CRP とは「C 反応性タンパク」のことで、細菌やウイルス感染などによって体内で炎症が起きたり、組織細胞に障害があると数値が上昇する。数値が高いほど広範囲で強い炎症が起きていると考えられる。正常人ではそのほとんどすべてが陰性である。
＊ spO$_2$：spO$_2$ は「酸素（oxygen）の飽和度（saturation）を percutaneous（経皮的・皮膚を通して）に測定する」という意味。正式には「経皮的動脈血酸素飽和度」。肺に取り込んだ酸素は、鉄を含んだヘモグロビンと結合することで全身に運ばれるが、酸素飽和度とは、動脈の赤血球中のヘモグロビンが酸素と結合している割合を％で示したもの。正常値は 96％〜99％。「パルスオキシメーター」という装置で計測する。

2
緊急入院
－肺炎を併発・重症化－

● 2020 年 4 月 17 日（金）、くもり。気温 18℃。
「入院 1 日目」……。やや肌寒く、くもりがちの天気である。昨晩、カゼ薬を
のんで寝たにもかかわらず、起きると強い倦怠感があり、体が熱っぽい。何か
これまでとは違う。明らかに違和感がある。熱を測ると 38℃。「これは尋常
ではない」……。

そこで、大学が始まるのを待って、大学の後輩である日本大学医学部臨床検
査医学の教授に電話をして、事の次第を話し、判断を仰いだ。その頃、日本
大学医学部付属板橋病院（以後、日大板橋病院）では、1 日 5～6 名の枠で
「LAMP 法*」による新型コロナウイルス検査を実施していた。

すると、教授から「今は 1 枠だけありますので、午後 1 時にいらしてくださ
い」との指示があった。約束の時間に大学へ行くと、救急外来へ通され、のち
に主治医となる呼吸器科の先生が、検体を採取するため、細い綿棒を左の鼻口
から奥へ差し込んで、拭い液を採取してくれた。

「数時間で結果が出るのでお待ちください」……。そういわれ、自宅が近いこ
ともあり、自宅に帰って待機することにした。連絡がきたのは、夕方の 4 時
半過ぎであった。

【救命救急センターへ】

●「新型コロナウイルス検査で陽性が出ましたので、ただちに入院の準備をし
ていらしてください」……。救命救急センターのセンター長（総合内科教授）
からの電話であった。「やはり」という気持ちと「エッ！」という驚きがない

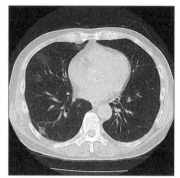

4月17日のCT像

交ぜになったまま、取るものもとりあえず自ら運転して車を大学へと走らせた。車を病院の駐車場に停め、急いで救急外来へ赴いた。救急外来に着くと、ただちに救命救急センターへ案内され、そのまま「入院」となった。この時はまだ発熱と倦怠感があるのみで、それ以外の症状はほとんどなかった。

この頃、4月7日に「緊急事態宣言」（1回目）が発令されたこともあり、日大板橋病院では通常の「救命救急センター」（2N病棟）が新型コロナ患者の軽症から中等症の病棟に、「ICU」（3N病棟・集中治療室）は「重症病棟」に変更されていた。

入院した1号室は「個室」で、ベッドが1台と周辺に床頭台、テレビ、小型冷蔵庫がある。トイレは付いていたが使用不能で共同トイレを使用。トイレには必ずマスクをして歩いて行くことに。シャワー無し。窓は外部に向かって広めにあったが、やや狭い感じの個室である。

【検査・診断】

●入院後間もなく、胸部レントゲン写真撮影と胸部CT（コンピュータ断層）撮影が実施された。その所見から軽度のすりガラス陰影を認められ、「コロナ肺炎の初期」と診断された。画像から、両側肺に散在性にすりガラス状の陰影が胸膜近くに認められ、典型的な軽症肺炎の像である。CT像も、単純レントゲン写真と同様、両側性・散在性に胸膜下にすりガラス様陰影が認められ、

「コロナ肺炎の初期」との診断に納得した。

●同時に「血液検査」も行なわれ、CRP（炎症反応）が 6.8（正常範囲は 0.1 mg/dl 以下）で、WBC（白血球）が 6800（正常範囲 3200〜8800）であった。CRP の数値はかなりの炎症所見を示しており、WBC は細菌感染ではないことを示している。ウイルス感染では一般に白血球数は減少するが、この時の検査では変化は少なかった。また「血算」（全血球計算）および一般生化学的検査、免疫学的検査等には大きな変化はなかった。

【既往歴・入院歴】

●以前から「前立腺肥大症」があり、泌尿器科医師より薬剤を処方されて、毎日服用しており、排尿も良好にコントロールできている。

・25 歳の時、結婚 2 カ月目に急性虫垂炎で手術を受けた。

・35 歳の時、左鼠径ヘルニアの手術をアメリカ留学前（1981 年）に受けた。

・内科的には 50 歳ころインフルエンザ A で 4〜5 日入院したことがあった。

【治療・オルベスコを投与】

●この夜から「オルベスコ*」（ステロイド剤入り喘息薬）の吸入を朝・夕 2 回、1 回 2 吸入の治療が始まった。「オルベスコ」は新型コロナウイルスに対する抗ウイルス効果が示されていることから、ウイルスの増殖の抑制と、肺炎症状の改善を期待してのことであろう。

こうして、症状の発現から、すぐに「検査」ができ、すぐに「診断」がつき、すぐに「入院」できたことで、その後の「早期治療」が可能になったことが、「生」へとつながった。運がよかったとしかいいようがない。もちろん、医学部同窓生の助力があったのはいうまでもない。

> ＊ LAMP 法：loop-mediated isothermal amplification 法。PCR 法と違い、thermal cycler などの機器が必要でなく、増幅反応は 65℃前後の温度で進行するので特別な機器を必要としないため、時間（25 分程度で検出可能）と費用が節約できるメリットがある。
> ＊オルベスコ：シクレソニドというステロイド剤入り吸入薬で、日本の帝人ファーマから発売された薬剤。喘息やアレルギー性鼻炎に使用されるもので、鼻から吸入するタイプのもの。

●4月18日（土）、雨。気温16℃。

「入院2日目」……。さっそく「アビガン」（抗インフルエンザ薬）投与が始まった。1錠200mg、当初1800mg（9錠）を2日間服用し、3日目からは800mg（4錠）に減量して2週間服用した。総計13,200mgである。

【アビガン投与】

●アビガンの投与は、コロナウイルスの増殖を抑える目的である。すると、投与後2～3日で発熱も抑えられてきた。38℃以上あった熱が36℃台へ解熱し、だるさは少し残っていたが、自覚的にはかなり軽快した。

「アビガン」はもともと抗インフルエンザウイルス薬として開発されたもので、そのメカニズムは、感染した細胞内でウイルスの遺伝子複製を阻害して、ウイルスの増殖を抑制する働きにある。そこで新型コロナでもウイルスの増殖を抑えるために、軽症者への治療効果が期待されてとのことだろう。

●通常のインフルエンザには、「タミフル」や「リレンザ」「ゾフルーザ」といった明確な効果をもつ抗インフルエンザ薬があるが、新型コロナにはいまのところこうした明確な治療法がない。そのことが現場をいっそう混乱させている。明確なガイドラインもなく、手探りの状態で、決め手がないため、さまざまな薬（新型コロナに関しては未承認薬）が試され、その有効・無効をめぐって議論がなされた。その背景には、新しいウイルスでもあり、疫学的（統計的）治験の集積がなかったことがあげられる。どの治療法にも「正解」はなく、いわば「試行錯誤」の段階であった。アメリカではトランプ大統領が新型コロナウイルスの予防のために「抗マラリア薬」（ヒドロキシクロロキン）や「抗寄生虫薬」（イベルメクチン）を使用していた。

●入院すると、医師からの指示と思われるが、看護師さんからトイレ以外は部屋（個室）から出ないようにと指示された。またトイレに行くときには必ずマスクを着用することもその一つであった。ただ、部屋とトイレ以外へはどこにも行けないため、なんとなく「幽閉」されている感じを持った。加えて、手首に巻かれた「氏名、生年月日、ID、血液型」を記載したバーコード付きのリ

ストバンドがいっそう幽閉感に輪をかけた。

・血液検査の結果は、「WBC」（白血球）が 4300 とやや少なくなっていて、ウイルス感染を示唆している。「CRP」（炎症反応）は 4.3 で、極期（最悪状態を示す）よりは低いものの、炎症はしっかり存在することを示している。

●4 月 19 日（日）、晴れ。気温 23℃

「入院 3 日目」……。入院して以来、症状としては軽い咳があるくらいで、呼吸困難もなく、排便・排尿も問題なく、巷間いわれる嗅覚・味覚異常もなかった。つらい感じは無い。この状態は 4 日目の 4 月 20 日まで続いた。

《1 日のスケジュール》

・朝 6 時起床。検温、spO_2（血中酸素飽和度）、呼吸、血圧、脈拍などのバイタルサインの測定。前の日の大・小便の回数と体調や気分を聞かれる。

・朝 8 時過ぎ：朝食。

・12 時過ぎ：昼食。

・15 時ごろ：午後のバイタルサインの測定。検温、spO_2、血圧、脈拍などの測定が行なわれる。

・18 時：夕飯。

・21 時：就寝。

●気分はそれほど悪くないが、ここにきて食欲に少し陰りが出てきた。入院当初より、食事は体力をつけるためにも全量摂取、完食につとめてきたが、夕食のごはんを少し残してしまった。これはおそらく、新型コロナによる肺炎のしわざ（所為）によるものか、アビガンの副作用（副反応）のせいかもしれない。そう気づいたのは、少し後になってからのことである。

・「spO_2」は 98％で、正常範囲。

・血液検査およびレントゲン検査・CT 検査はなかった。

●4月20日（月）、雨。気温11℃

「入院4日目」……。雨が降って、気温が昨日にくらべて10℃以上も下がって、外は寒そうだ。だが、室内はエアコンで27℃程度に調節されているため、快適である。体調は悪い感じはしないが、食欲は落ちたままである。この日も少しだが、食事を残してしまった。やはり食欲が落ちている。

毎日、朝・夕に「オルベスコ」（吸入薬）を鼻から吸うのだが、咽喉で甘い味がする。これは、成分にステロイドが入っているためかも。

【肺炎が重症化】

・朝のバイタルサインの測定値は、体温：36.5℃、血圧：112/70、脈拍：62、spO_2：97％であった。

・胸部レントゲン写真では、両側肺全般にすりガラス様陰影が認められ、わずかに両側下肺野に空気が存在するのが認められる。重症肺炎の像である。胸部レントゲン写真は空気が正常に出入りしていれば、X線が透過すると黒く写る。したがって、この時は、黒いところがほんのわずかに両側下肺野─横隔膜面に近いところに認められるだけで、かなり重症の新型コロナウイルス肺炎であることを示している。「極期」には、もっと悪化した写真もあり、両側横隔膜面にすこし「含気」（がんき：内部に空気を含むこと）があるだけで、全体に真っ白になっていた。

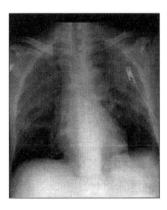

胸部レントゲン写真
両側肺全般にすりガラス様陰影が認められる。重症肺炎像である。（4月20日）

●4月21日（火）、くもり。気温19℃
「入院5日目」……。先月のいま頃は桜が満開だった。しかし、どこも「コロナ」のせいでイベントは中止。頭の片すみに西行（平安末・鎌倉初期の歌人。1118〜1190）さんの歌が浮かんだ。

「願わくは 花の下にて 春死なん そのきさらぎの 望月のころ」……。

●食欲がますます落ちてきた。おかずは全部食べたがご飯は1/3くらいしか食べられなかった。くわえて、軽い咳が少しずつ増えてきて、白かった痰にも時おり血液が混じってきた（血痰）。これは、ウイルスによる肺胞中隔（間質）性肺炎に細菌性肺炎（肺胞性）も加わった可能性を示唆するサインでもある。

・バイタルサインの測定値は、体温：36.8℃、呼吸数：15回/分、脈拍：85回/分、血圧：120/80、spO$_2$は95％であった。spO$_2$はほぼ毎日測している。通常95％以下は低酸素状態、呼吸機能、心機能の低下を意味する。

・血液検査の結果、炎症反応を示すCRPは4.83（正常値は0.1以下）であった。CRPは、細菌感染症、膠原病などの炎症状態、がんなどで高くなる。

また、WBC（白血球）は4300（正常値は3200〜8800）であった。通常の細菌感染と違い、ウイルス感染では白血球（好中球）は増えない。17日（6800）と比べると少し減っている。これも特徴的である。新型コロナウイルス感染症に限らず、ウイルス感染症では3000以下になることも多い。一方、細菌感染症では9000以上の高値になる。

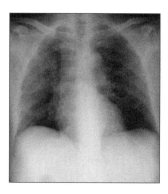

胸部レントゲン写真
重症肺炎でICUに入る前の胸部レントゲン写真、症状が悪化している。（4月21日）

●4月22日（水）、くもりのち晴れ。気温20℃
「入院6日目」……。きょうはアースデー、「地球の日」である。地球環境保全を考える日として、1970年に設置された。その中心になったのが、当時スタンフォード大学の学生であったデニス・ヘイズである。

【アジスロマイシンの投与】
●この日から、抗生物質「アジスロマイシン」（AZM）の投与が始まった。1錠500mg × 3日。これはウイルス性肺炎（本質的には肺胞性肺炎ではなく、間質性肺炎－肺胞中隔での炎症）に伴って起こる可能性のある「細菌感染症」に対しての処置である。

通常、「肺炎」といえば、肺胞内に細菌等が侵入して炎症を起こすために起こる反応であり、酸素と炭酸ガスの交換ができず、呼吸困難となり、肺内の炎症が胸膜に及ぶと胸痛を伴うようになる。細菌の感染には、肺胞内でそれらと戦う白血球、とくに好中球が浸潤してきて、それが痰として喀出される。肺胞が壊れると血痰になる。

一方、新型コロナウイルスによる肺炎は「ウイルス性間質性肺炎」と呼ばれ、肺胞を取り囲む間質、つまり肺胞中隔・毛細血管・繊維などからなる「間質」と呼ばれる部位で炎症が起こり、やはり酸素と炭酸ガスの交換ができず、呼吸困難となる。当然、痰には血液が混じり、血痰が出現する。どちらも「spO_2」（血中酸素飽和度）は90%以下となる。

・朝のバイタルサインの測定値は、体温（発熱）：37℃、血圧：125/82、脈拍：88、spO_2：90%であった。

●4月23日（木）、晴れ。気温17℃。
「入院7日目」……。晴れているわりには気温が上がらない。寒気が流れ込んでいるからだろうか。途中、にわか雨のようなものが降ってきた。
ここにきて、事態が急展開しだしてきた。はじまりは"ふらつき"であった。

今朝、起床時のこと、いつものようにマスクをして、トイレへ行こうとしてナースコールを押して待っていた。すぐに担当の看護師が来てくれ、「大丈夫ですか？」と声をかけてくれた。「大丈夫だよ」と答えて、立ち上がって歩き始めたのだが、頭がグラグラして、身体がフラフラする。「危ない！」と看護師に身体を支えられながら、トイレまで連れていってもらった。トイレを済まし、看護師さんに支えられながら部屋に戻った。

【血中酸素飽和度が低下】

●「パルスオキシメータ」（Pulse Oximeter）で spO_2（血中酸素飽和度）を測定すると、なんと「88％」（ちなみに入院時は98％）。急速に spO_2 が低下していた。これは肺機能が低下して、酸素の供給がうまくいっていないことを示している。それで、歩くときにふらついてしまったのだ。この数値から「肺炎の重症化」が疑われた。

この状態で救いだったのは、意識状態の悪さ（混濁）や呼吸困難がなかったことである。ただ、痰に血が混じる（血痰）ようになった。これはウイルスによる肺の感染症が起こると、肺の末梢部分周辺で一緒に細菌感染が起こることがよくある。これが起こると血痰も増すようだ。つまり、肺胞と肺胞中隔（肺胞の壁）に炎症が及んだため、毛細血管の破壊が起こり、出血し、血痰が出現したのだ。くわえて「呼吸」がしづらくなってきた。深呼吸をして、息を思い切り吸おうとしても、吸えない。息が入ってこないのだ。このとき初めて息が「吸えない」ことを自覚した。この状態はまさに、コロナウイルスが肺胞にまで侵入し、肺胞のまわりの壁に炎症を起こす、いわゆる「間質性肺炎*」を起こしているのだろうと予想された。この病態は、確実に病期*が進んでいることを示している。このまま呼吸不全が進めば「呼吸困難」が出現してくるだろう。そして呼吸困難がひどくなれば人工呼吸器、最悪は ECMO*の装着となる。「それだけはなんとしても避けたい」……。そう強く思った。

●血液検査では、CRP（炎症反応）が「9.87」に上昇していた。これはウイルスの肺内浸潤に対してリンパ球が戦っている状態で、炎症時の産物であ

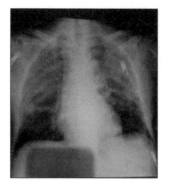

胸部レントゲン写真
ICUに入る直前のレントゲン写真。入院当初はすりガラス陰影が両肺にあったものの、散在性で軽度であった。それに比べ、範囲が一段と広く、すりガラス陰影も強くなっていた。(4月23日)

る CRP が高値になったと考えられる。のちに CRP の経過をみると、この時が「極期」(炎症が最大に起こっている状態)であった。ちなみに CRP は、4/17：6.8 → [4/23：9.87] → 4/25：2.14 → 5/4：0.2 という経過をとった。

●私の身体のふらつきは、ただちに主治医に報告され、肺炎の重症化が疑われ、胸部レントゲン写真と CT 撮影が行なわれた。胸部レントゲン写真から、両側肺全体に、下葉の一部を除き、すりガラス様陰影が広範に認められ、「重症肺炎」の診断がついた。また CT の画像では、肺が全体に「真っ白」になっていた。

「あ〜あ！ 入院当初は軽い肺炎だったのに」……。急速にこんなに重症化するのかと恐ろしくなり、脅威であった。新型コロナウイルス感染症は「発症から 7〜10 日が分岐点」といわれる。まさしくこの日を分岐として、肺炎悪化の兆候が出てきたのだった。しかも 2〜3 日で病態が急激に変化する。それが新型コロナの恐ろしいところだ。のちに胸部レントゲン写真を見せてもらったところ、両肺の横隔膜近辺のみに“黒い影”、すなわち「含気」を認めるのみで、両側肺炎を起こしており、息を吸えないのも当然であると思った。

【インフォームド・コンセント】
●検査結果と症状の逼迫から、主治医の判断によって、即刻「ICU」(集中治

療室：3N）への移送が決まった。そして、その日の 12 時頃に妻が呼び出され、現在の病状の説明と今後の治療計画、およびそのリスクについて、主治医の先生から「インフォームド・コンセント*」（Informed Consent）を受けることとなった。

初めに「入院診療計画書」なるものが示され、そこには「診療科・主治医名・病棟・病名・症状」などのほか、「治療計画」についての記載があり、推定される入院期間、特別な栄養管理の必要性が示されていた。また、主治医以外の担当者（看護師など）からの説明もあり、「看護計画」「リハビリテーション」などの計画が示された。同時に、一般の診療行為に関する説明と同意では「身体抑制もあり得る」ことが示された。

さらに「検査・処置」に関する説明・同意書があり、私の場合、「新型コロナウイルス感染による肺炎で酸素投与等により改善が見られない場合には気管内挿管、気管切開等が必要になることがある。ECMO を使用する程度の病状になると、50％程度の死亡率になる」とのインフォームド（説明）がなされた。妻は、「肺炎も極期で、いまが峠です。気管内挿管また気管切開が必要な場合には行ないます。ECMO 治療が必要な場合には実施します」、そして最後に「死亡率は 50％です」との言葉を聞いて恐ろしくなり、「気が動転してしまい、指も震えて、うまく（同意書に）サインができなかった」とのちに話してくれた。また、私が週に 3 回ほど外来を担当している『みかわしまタワークリニック』の院長も、「岡野先生は、ひょっとしたら、死んじゃうかも……」と危惧していたと、あとから聞いた。

インフォームドは続き、「特定生物由来製品」（アルブミン、免疫グロブリンなど）による治療、「輸血療法」（赤血球・濃厚血小板・新鮮凍結血漿など）の説明、「観血的動脈内圧測定」（A- ライン）、「局所麻酔下血管留置カテーテル挿入術」（CV：内頸静脈より）および「血液浄化療法」（PMX）、「気管挿管」に対する説明がなされた。

最後に、退院後、輸血後感染症の検査依頼と、今回の入院に関して「医学研究協力」の依頼が記してあった。これを「大学人」として受け入れたのはいうま

でもない。

日大板橋病院の医療陣からは、救命のためには「やれることは、ぜんぶやる」という強い意志と決意のようなものを感じた。そういえば、ICUに入る前のときもそうで、その頃「よさそう」といわれていた各種の治療法を「すべてやってみます」といわれ、私は即座に「全部やって欲しい」と応じたのだった。

＊間質性肺炎：肺は、気管・気管支につながる「肺胞」と呼ばれる袋がおよそ3億個集まってできている。そのすき間には、血管やリンパ管、そしてそれらを支える「間質」という領域がある。肺では通常、呼吸をすることで空気中の「酸素」(O_2）が気管・気管支を通じて肺胞に入ってくる。この酸素が「間質」の中にある血管から吸収されることで血液中に取り込まれ、心臓に集められたのち、全身に運ばれる。「肺胞」を取り囲む肺胞中隔＝間質にコロナウイルスが付着してリンパ球と戦う炎症の場として傷つくと、固くなってふくらみにくくなり、空気が入りづらくなる。くわえて、肺に届いた空気中の酸素も、固くなった間質や血管の壁に阻まれて取り込まれにくくなり、血中の酸素が不足し、「呼吸不全」の状態になる。これが「間質性肺炎」の状態である。

＊病期：病気の経過をその特徴によって区分した時期。潜伏期・発熱期・初期・極期・解熱期・回復期など。

＊ECMO：Extracorporeal membrane oxygenation の略で、日本語では「体外式膜型人工肺」とされる。重症呼吸不全により酸素と炭酸ガスの交換が不能となり、生命が危ぶまれる時に使用される生命維持装置のひとつ。時に心肺停止状態の蘇生手段としても使われる。

＊インフォームド・コンセント（Informed Consent）：「説明と同意」と訳される。本来は患者と家族が十分に納得できる説明を聞き、その治療方針に同意すること。

3
集中治療室へ
－生死を彷徨う－

● 2020 年 4 月 24 日（金）、晴れ。気温 19℃。「入院 8 日目」……。ICU（集中治療室）に入ると、ただちに酸素マスクによる 10 リットル / 分の酸素投与（酸素療法）が開始された。また、左手首に針を刺入して、橈骨動脈からの「A- ライン」（arterial line：動脈ライン）が作成された。同じく左手背からはサーフロー針（輸液などを行なう針）が留置され、静脈ルートの確保が行なわれた。さらに右頸部からは「中心静脈カテーテル」（CV）の挿入が右内経静脈へ感染症の専門医の手で実施された。

【アジスロマイシン・メロペネムを投与】
●治療は、左手背からの静脈へのサーフロー針を使って、抗生物質「アジスロマイシン」（AZM：細菌などのタンパク合成を阻害することで抗菌作用をもつ）を 3 日間、点滴投与された。その後、合併的に起きる炎症を抑えるには少し足りないと判断され、「メロペネム」が 4 日分追加された。メロペネムは、細菌の細胞壁の合成を阻害して抗菌作用を示し、細菌による感染症を治療する抗生物質である。これらの薬剤の投与は、肺内ばかりでなく、全身の臓器がコロナウイルスに侵入されて弱り、そこにさらに細菌感染症や出血が加わると致命傷となるので、それを避けるための判断からであった。

ちなみに、細菌とウイルスの違いは、「細菌」は 1 つの細胞からなる単細胞生物で、栄養源さえあれば自ら増殖することができるが、「ウイルス」は細菌の約 1/50 と小さく、細胞はなく、人などの細胞に入り込んで増殖する。細胞をもたないウイルスに「抗生剤」は効かない。抗生剤の投与はあくまでも細菌感

染症を忌避するためである。また、新型コロナウイルスに確実に効く治療薬は
まだない。そのため「対症療法」が中心とならざるをえない。

【血漿療法の導入】

●そこで今回は「血漿療法」が必要と判断された。通常、新型コロナから回復
した人の血液から「抗体」が含まれた「血漿」と呼ばれる成分をとり出してそ
れを投与するのだが、現状（2020年4月時点）ではその血漿が手に入りにく
いため大量の「免疫グロブリン製剤」を静脈から点滴投与することになった。
通常、発症初期のウイルス増殖期には、その抑制のために「抗ウイルス薬」が
使われ、発症から7日（～10日）以降の過剰な炎症反応が起こる時期には
「抗炎症薬」が使われる。そこで、炎症反応を抑える目的で「アクテムラ」（一
般名：トシリズマブ）も使用することになった。これは免疫の過剰反応によっ
て引き起こされる「サイトカインストーム」を防ぐためである。

【アクテムラの投与】

●「サイトカインストーム」のトリガー（引き金）となるのが、「インターロ
イキン6」（IL-6）という免疫細胞から放出されるタンパク質で、炎症性サイ
トカインとして働くことから、過剰に分泌されると「多臓器不全」などを引き
起こし、最悪な場合、死に至らしめる。「アクテムラ」は、もともと「リウマ
チ」の治療薬として開発された製剤であるが、IL-6の働きを抑える作用があ
ることから、新型コロナにも使われている。
新型コロナの重症患者は血中のIL-6の濃度が上がっているといわれ、アクテ
ムラを投与することで、ほとんど症状が改善したという報告がある。そのメカ
ニズムは、IL-6が結合する受容体にアクテムラが結合して、IL-6が受容体に
結合するのをブロックすることで、炎症に由来するさまざまな症状を抑えるこ
とにある。すると、使用開始から2日目には解熱傾向となってきた。
本来、慢性関節リウマチに抗炎症薬として使用してきたアクテムラは、抗ヒト
IL-6受容体モノクローナル抗体でインターロイキン6の作用を抑制、つまり

免疫抑制効果を示す分子標的薬*である。これを新型コロナ重症肺炎に使用すると、ウイルスに対するIL-6の反応が過剰に起こることを防ぐことができる。つまり、サイトカインストームを抑制して、死亡リスクを減らし、回復までの時間を短縮する。それを示す治験結果がイギリスからも出ている。

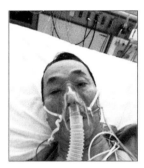

酸素マスク実施中の著者
ICUに入って、ただちに10リットル/分の酸素が投与された。

・この日の血液検査では、CRP（炎症反応）：5.82、WBC（白血球）：8800であった。これらの数値から、だいぶウイルス感染による炎症の程度が減ってきていることが示唆された。

・バイタルサインの測定値は、体温：36.8℃、脈拍：90回/分、血圧：114/78。spO$_2$（血中酸素飽和度）は88～90％で「呼吸不全」を示していた。

［編集部注］：新型コロナウイルス感染の早期にインターロイキン6（IL-6）が血中に増加し、このIL-6が血管から血液凝固を促進する「PAI-1」という物質を放出し、血液の塊ができて血管を詰まらせる（血栓形成）。つまり、血中のIL-6が「PAI-1」を介して血栓形成を促進し、これが「サイトカインストーム」の引き金となると考えられている。新型コロナ患者の「PAI-1」レベルは細菌性敗血症や重症熱傷患者に匹敵する高さといわれ、PAI-1により肺など多くの臓器で血栓ができて肺炎を重症化させると考えられている。したがって、IL-6を抑えることが血液凝固の抑制となる。

＊分子標的薬：体内の特定の分子を狙い撃ちし、その機能を抑えることによってより安全に、より有効に病気を治療する目的で開発された薬のこと。がんの治療薬を例にとると、抗がん薬の多くは、がん細胞だけでなく正常な細胞も攻撃してしまうので、重い副作用を発現させることも少なくない。分子標的薬はがん細胞の増殖や転移をおこなう特定の分子だけを狙い撃ちにするので、正常な細胞へのダメージが少ない。

● 4月25日（土）、晴れ。気温19℃。

「入院9日目」……。体調と気分は少しずつ軽快しているように思えるが、呼吸状態は「未だ改善ならず」の状態である。だが、食事がまずい。病院の献立・味付けがまずいのではなく、ただ何を食べても美味しくないのだ。この感じはICUへ移る前ごろから持っていたが、おそらくこれは、体調の変化、肺炎の悪化、使用薬剤の副作用、病状の進展など、複数の要因が重なったことに

よるものであろうと思われた。さらに食欲も落ちてきた（食欲不振）。食べられなくなり、水も飲み込むときにむせそうになる。

●そこで医療陣は「誤嚥」の危険性と安全を考え、さらに薬物の完全な投与をも考慮し、左鼻孔から胃までチューブを挿入して、栄養管理と薬剤投与を行なうことにした。「経鼻的チューブ」を、酸素投与に邪魔にならないように、左鼻孔からゴム製チューブを咽頭孔に挿入し、食道から胃へと入れていく。以降、栄養や薬剤の投与などはチューブを使ってなされた。

・血液検査によるこの日の「肝機能」の数値は、AST：44（基準値：13〜30U/L）、ALT：23（基準値：10〜42U/L）、γ-GTP：21（基準値：13〜64U/L）であった。

新型コロナウイルスは、肺胞上皮、血管内皮細胞のACE2レセプターと結合して体内に侵入することがわかっているが、肝臓でも血管内皮に存在するACE2レセプターと結合して、肝細胞障害を引き起こすために肝機能が低下する。ちなみに、AST/ALT/γ-GTPの経過は、4/17：20/14/25→4/25：44/23/21→4/28：125/72/37で、［最高値］は5月1日で、AST：133、ALT：124、γ-GTP：48であった。

・CRP（炎症反応）は2.14とだいぶ低下。WBC（白血球）は9400で、ウイルス感染というより細菌感染を示している。

・バイタルサインは、体温36.9℃、呼吸35回（これは呼吸促拍状態を示している）、血圧：110/66。spO$_2$（血中酸素飽和度）は90％で、まだ酸素不足の状態である。

【ヘパリンを投与】

●入院当初、心電図検査で「心房細動」（AF：Atrial Fibrillation）が一過性に認められたこともあり、「血管内凝固症候群」（DIC）の起こった場合には「脳梗塞」を起こす危険性もあり、起こったら致死的になる。また多臓器障害の発症の引き金ともなる。それはまずいので、主治医から「予防のため、抗凝固薬を使用します」と告げられた。これまで心房細動は出たことがなかった

が、今回のコロナ肺炎のストレスと体調変化が引き起こしたようである。

「抗凝固療法」によって、肺胞上皮細胞ばかりでなく、血管内皮細胞にある「ACE2」（アンジオテンシン変換酵素2）レセプターにはコロナウイルスが付着して細胞内に侵入するといわれており、そこのプロセスでできる、主に「血小板」の凝固で起こる「血管内凝固症候群」を防ぐ意味で、今回は抗凝固剤である「ヘパリン」静注（静脈注射）から開始した。1週間使用後からは経口薬の「イグザレルト」に変更されたが、それにより臓器での血栓・塞栓による**機能不全を防ぐことができた。**

[編集部注]：肝機能障害（肝機能低下）は、何らかの原因によって肝細胞が障害を受け、炎症が起こって肝細胞が壊されるため、血液検査で肝機能の異常値を示す。肝臓の機能を表す「AST」（GOT）は肝臓・骨格筋・心筋・赤血球に含まれる酵素で、肝疾患・心筋梗塞で数値が上昇する。「ALT」（GPT）は主に肝臓に存在する酵素で、肝疾患・急性肝炎や慢性肝炎・アルコール性肝炎で上昇する。「γ-GTP」は肝臓や胆道に障害があると数値が上昇する。数値が高い場合は、アルコール性肝障害・肝障害・胆汁うっ滞が疑われる。

● 4月26日（日）、くもり。気温24℃。

「入院10日目」……。鼻からチューブが入っているため、喉のあたりが不快で、決して気分は良好とはいえない。それに酸素もマスクで投与されていて、呼吸がしづらい。また、口から水分・食物が入らないため、これまでめったに起こったことのない便秘になった。

・血液検査は、CRPが1.25、WBCが5900と、共に改善傾向を示していた。
・バイタルサイン測定値は、体温は36度台、血圧は低めの正常範囲内であったが、脈拍はまだ早く95/分であった。

【PMX療法でエンドトキシンを除去】

● この日、午前中から「PMX療法」（Polimyxin B immobilized fiber column direct hemoperfusion）が行なわれた。この治療は、体内でウイルスが産生する毒素「エンドトキシン」をポリミキシンカラムで吸着して、浄化された血液を体内に戻すという、一種の「人工透析療法」に近いもので、右頸部から挿入した中心静脈へのカテーテルから血液を体外へ取り出してポリミキシ

ンカラムにかけ、再度体内に戻す工程を行なうというものである。この療法には、産生された大量の「インターロイキン6」（IL-6）の減少効果というメリットもある。一方、デメリットとして、回路内で血液凝固が起こってしまったり、エンドトキシンばかりか、血中薬剤をも吸着することがあり、せっかく投与した薬剤が無効になることが起こることである。

[編集部注]：エンドトキシンは「内毒素」とも呼ばれ、エンドトキシンが体内に入ると「エンドトキシン血症」となり、発熱・血圧低下・白血球数や血小板数減少などの全身症状を引き起こす。重症化すると、敗血症や敗血症性ショックをきたし、さらに多臓器不全を引き起こし、重篤な状態となる。
重症敗血症や敗血症性ショック時に、「PMX」により「エンドトキシン」を取り除く治療法を行なうと、治療途中から劇的に血圧が改善することが、また急性肺障害や間質性肺炎の急性増悪症例に対しては、肺酸素化能が改善することや炎症性メディエーターが減少することなどが報告されている。「PMX」の効果として、エンドトキシン濃度の有意な低下、血圧の有意な上昇、循環動態の有意な改善を認めたことが報告されている。「エンドトキシン吸着療法」（PMX）は日本で開発された「血液吸着療法」で、1994年より保険適用され、現在まで約10万名がこの治療を受けている。

コラム
病床六尺・集中治療室

❀

●「病床六尺、これが我（わが）世界である」……。ここ集中治療室（ICU）では、たった畳1枚ほどのベッドの上が私のすべての生活空間である。ここで治療から睡眠・食事・排泄まで、いっさいの生活行動が行なわれる。まさに正岡子規（俳人・歌人。名は常規。松山の人。1867〜1902）の心境である。

「僅（わずか）に手を延ばして畳に触れることはあるが、布団の外へ足を延ばして体をくつろげる事も出来ない」「甚（はなは）だしい時は極端の苦痛に苦しめられて五分も一寸も体の動けない事がある」……。それでも子規は「この六尺の病床が余には広過ぎる」という。

正岡子規の病は「結核菌」による「脊椎カリエス」である（結核は肺だけではなく、ほかの臓器や骨・関節などにも発症する）。脊椎カリエスは「脊椎」が結核菌に侵される病気である。はじめ背骨に鈍い痛みからはじまり、やがてなめらかに体を動かせなくなる。病気が進むと脊柱が変形し、侵された脊柱のまわりの膿（うみ）が筋肉のすき間をぬって流れていき、いろいろな部分に溜まる。その溜まった膿が出口を求めて皮膚に穴をあけ、体外に流れ出る。想像を絶する悲惨さと、想像を絶する激痛を伴う病気である。

子規が結核に侵され、喀血してから亡くなるまで7年間しかないが、亡くなる前のほぼ3年間はまったくの寝たきりであった。激痛に号泣し、時に精神が錯乱し、自死しようにも体が動かない。「誰かこの苦を助けて呉れるものはあるまいか。誰かこの苦を助けて呉れるものはあるまいか」と絶叫する。それでも子規は六尺の布団の上で、ガラス窓の向こうの庭を見つめながら、与えられた空間はどんなに小さくても、五感を働かせて色彩豊かな詩歌（俳句）の世界を描き出した。

●さて、私の場合、「食事」といっても栄養補給だが、水分補給も、治療のための薬剤投与も、すべて鼻からのチューブから行なわれる。これを「経鼻

経管栄養補給」という。もちろん「点滴」による薬剤・水分の補給もあるの
だが、鼻からチューブを咽頭・喉頭・食道を経て胃に留置されるので不快感
と苦痛を伴う。また「睡眠」は酸素マスクをしているため、熟眠とまではい
かない。「排尿・排便」はベッド上で行なうしかないので、止むを得ずオムツ
をしてもらっている。それでも尿道カテーテルの挿入をせずに済んだのはよ
かった。

オムツの利点は、尿・便を同時に処理できることだが、多少気持ちの悪さは
否めない。しかし、献身的な看護師さんたちはイヤな顔ひとつせずに、オム
ツ交換をしてくれている。ただ一度だけ、お尻の（肛門）周辺がピリピリし
てきたので、看護師さんに訴えるとすぐ「亜鉛華軟膏」での処置をしてくれ
て、痛みも取れ、以降は何ともなかったので安心したし、とてもうれしかっ
た。看護職のケアの質の高さにはいつも感心したことだった。

ベッド上に束縛されたうえに、さらにオムツ状態では「褥瘡」（じょくそう。
いわゆる「床ずれ」）ができてもおかしくないが、それも献身的なケアのおか
げで回避できた。看護師さんたちは体を拭きながら全身の皮膚の状態を的確
に観察していることを改めて知った。

また前述したように、しばらく口から食物・水が取れない状態でいたら、便
通が悪くなり、これまでめったに経験したことのない「便秘」になった。と
はいっても2日程度であり、経管栄養の量が増えてきたら便意を催して立派
な便が出た。口から物が入り、食道−胃−小腸−結腸−直腸と通過することが刺
激になり、腸の蠕動が促されて排便が起こるという、当たり前のことに気づ
かされた。

●正岡子規の身の回りを献身的に介護（ケア）したのは、母・八重と3歳下
の妹の「律」であった。律は20代後半から30代前半の7年弱を、兄・子規
の介護に捧げた。日々、部屋を清潔に保ち、食事を支度し、包帯を取り替え、
排泄の世話をした。穴のあいた患部の包帯の取り替えには細心の注意を要し
た。

「穴に一寸でも触れようものなら飛び上がる程であったらしいので、フランネ
ルのような柔らかい布に、一面油薬を塗って、それで穴を塞いで、その上に
脱脂綿を一重、その上へ普通の綿をかなり厚めに載せて包帯をかけ、ピンで
とめておくのでした」……。激痛の伴う包帯の取り替えは、朝食後に飲む痛

み止め（モルヒネ）が効いた頃合いを見計らって、注意深く、手際よく作業
をした。

これほど献身的介護をしてもらっても、子規は「家事の手間は省いても介抱
第一にすべきだ」とイラだちをぶちまける。「病人を介抱するというのは畢竟
（ひっきょう。つまるところ）病人を慰めるのに外ならんのであるから、教え
ることもできないような極めて些末なる事に気が利くようでなければならぬ」
……。律にしてみればたまったものではない。それでも律はただ一心に家族
を支え、兄・子規を支えた。そして子規も、文句こそ言え、「自分の介抱は律
にしか委ねられぬ」ことを誰よりも知っていた。

ICU にいる間、自力では何もできない私を、昼夜を問わず、なにくれとなく
世話してくれ、手際よく献身的に看護してくれる看護師さんたちに、律のそ
れを重ねた。そして、何より、優しい声かけと笑顔に勇気づけられたこと
だった。

●苦悩のなか、子規はある「想い」にたどり着く。

「余（よ・自分）は今まで禅宗のいは（わ）ゆる悟りといふ（う）事を誤解し
て居（い）た。悟りといふ事は如何（いか）なる場合にも平気で死ぬる事か
と思って居たのは間違ひ（い）で、悟りといふ事は如何なる場合にも平気で
生きて居る事であった」……。悟りということは、いかなる場合にも平気で
死ぬことではなく、いかなる場合にも「平気で生きている」ことだと子規は
いう。

新型コロナによる厳しい時代にあって、自死する人が増えていると伝え聞く。
その人たちの行政によるサポートはもちろんのこと、子規のいう、いかなる
場合にも「平気で生きていること」の "すごみ" と、生きることへの "構え"
を伝えたいと思う。

4

畳1枚の世界で濃厚治療
－ICUでの治療の日々－

● 2020 年 4 月 27 日（月）、くもり。気温 18℃。

「入院 11 日目」……。前に食欲が落ちてきたことを記したが、これは症状の
重症化か投与薬剤の副作用か判然としなかったが、のちに「検査結果から肝臓
と膵臓の酵素異常の出現が関与していた」と説明され、合点がいった。

肝臓は代謝・解毒・酵素製造等多彩な役割があるが、その働きが抑えられる
と「食欲」は落ちる。同様に、膵酵素は脂肪分解等に働くので、膵機能が障害
されると食欲は落ちてしまう（肝機能異常を示す ALT/AST〈以前は GOT/
GPT と表示〉の高値と膵酵素のアミラーゼが高値だった）。くわえて、病勢
の重症化と、どの薬かは判然としないが、「アビガン」「アクテムラ」「抗生剤」
その他の薬の副作用と相まって食欲が落ちたのだと理解した。

・この日、自覚的には、咳・血痰も少なくなってきた。それに伴い、だいぶ気
分も回復してきた。

・血液検査の結果、炎症反応を示す CRP は 1.18 で、以前は「10」近い状態
だったのが、かなり正常値に近くなってきており、炎症が収まってきていると
判断できる。WBC（白血球）は 4600 であった。

・バイタル測定値は、体温：36.8℃、呼吸：25 回 / 分、血圧：110/60 であっ
た。spO$_2$（血中酸素飽和度）は 90％を示していた。

●胸部レントゲン写真撮影を実施。結果は、すりガラス陰影を通り越して、両
側肺はほぼ "真っ白" であった。しかし「極期」（最も病状の重い時期）は過
ぎており、酸素マスクでの酸素投与量も 10 リットル（L）から 7 リットルへ
と減量された。

肺炎による呼吸機能低下は、肺炎の炎症の程度（拡がり、強さなど）により変わるが、指標である血中酸素飽和度（spO₂）で「90％」を割ると酸素の投与が必要となる（「重症」では酸素 10L/ 分程度から、軽症ではで 2〜3L/ 分程度まで）。それでも、血中酸素飽和度が上がらない場合には、ECMO（体外式膜型人工肺）を使用することになる。これは、血管から人工透析のように血液を体外へ導き、膜型の人工肺で酸素と炭酸ガスを交換して体内に戻すというものである。

●４月28日（火）、くもり。19℃。
「入院 12 日目」……。ICU のベッド上では、左手には「A ライン」（arterial line：動脈ライン）で動脈にはカテーテルが入っていて、サーフロー（留置針）が左手背（手の甲）の静脈に入り、右頸部からも中心静脈にカテーテル（CV）が入っている。そのうえ左手指には血中酸素飽和度の測定器（パルスオキシメーター）が装着され、胸には心電図で心臓の状態が監視されている。こうしてたくさんの管につながれ、さらに排尿・排便はオムツで管理されている。この状態はまるで赤ん坊と同じで、さながら「生まれた時と死ぬ時は同じような状態になるんだなー」と、身にしみて感じた。がんの末期や心不全、脳卒中、そして今回のような新型コロナによる重症肺炎では、結局のところ、自力では何もできないことから「子どもに戻るようなものだ」と思った。
・気分もだいぶ改善してきた。自覚的には血痰も減ってきて楽になってきた。
・血液検査の結果、CRP：1.25、WBC：5900 であった。これらの数値から、炎症もだいぶ収まってきていることが実感された。
●治療は、酸素と抗生物質の投与、頸静脈から体外へ血液を誘導し、PMX によるウイルスの産生するエンドトキシンの吸着療法が実施された。

●4月29日（水）、晴れ。気温22℃。

「入院13日目」……。きょうは「昭和の日」。前は「みどりの日」だった。自然に親しみ、豊かな心を育むことは大切である。だが、入院以来しばらく自然とも親しんでいない。相変わらず管につながれたままだ。

この日から、酸素投与量が毎分7リットルから4リットルとなった。これは血中酸素飽和度が90％台に回復したためである。そのせいか、呼吸が「苦しい」という感じはない。咳や血痰も減ってきて、だいぶ楽になってきた。看護師さんからは、「肩で息していたのが、だいぶ楽そうになっています」との言葉をいただいた。

・血液検査の結果、CRPは0.77（正常値：0.1以下）、WBCは5300（正常値：3200〜8800）であった。これらの数値はほぼ正常な値であり、肺炎などの体内での炎症が治まりかけてきていることを示している。

●治療は、酸素投与、PMX（血液吸着療法）によるエンドトキシンの吸着、サイトカインストームの防止のためアクテムラ投与などがなされた。

●4月30日（木）、晴れ。気温24℃。

「入院14日目」……。入院から2週が経過した。今日で4月も終わり。時間だけがあっという間にすぎていく。だが、未だたくさんの管でつながれている（この状態はICUを出るときまで続いた）。

【ヘパリンからイグザレルトに】

●この日、「DIC」（血管内凝固症候群）予防の抗凝固薬である「ヘパリン」の静脈投与から、経口薬である「イグザレルト」に変更された。

当初、「抗凝固薬・ヘパリンを使用します」といわれ、「コロナでなぜ使うのかな？」と思っていたが、主治医からの説明で、血管内皮細胞のレセプターにコロナウイルスが付着し、それに対して免疫細胞がウイルスを排除するために、各種サイトカインが産生され、それが内皮細胞を誤って攻撃しダメージを与え

る。そこに血小板が集合してきて「血栓」をつくり、脳や他の臓器へ流れてい
き、「梗塞」を引き起こし、多臓器機能不全をきたす。これを防ぐのが目的だ
と聞き、納得した。

経口薬（イグザレルト）に変更されたのは、症状も軽快してきて、血栓形成の
恐れも低くなってきたためと思われた。熱も平熱となり、気分もだいぶよい方
に改善してきた。

・血液検査は、CRP：0.77、WBC：5300、spO_2：94％であった。
・バイタル測定値は、体温：36.7℃、血圧・脈拍とも正常範囲内であった。
●治療は、前日と同じく、酸素投与、PMXによるエンドトキシンの吸着、サ
イトカインストームの防止のためアクテムラの投与などが実施された。

ところで、3N（ICU：集中治療室）の看護師さんたちから2N（コロナ軽症
者病棟）に移る頃に聞いた話だが、私の意識が“ボーッ”としている状態にも
かかわらず、何かというと「ありがとう、ありがとう」といっていたのだとい
う。看護師さんたちからは「こんな時なのに私たちに気をつかってくれて」と
いわれたのだが、まったく覚えていない。新型コロナ肺炎では、血中酸素飽和
度が下がり、脳への酸素供給が低下するため、ボーッとしたり、意識が薄く
なったりすることがよくある。ひどくなると意識混濁・昏睡になる。

●５月１日（金）、晴れ。気温26℃
「入院15日目」……。今日から５月。すでに入院して２週間が経過した。外
界との接触もなく、見舞客が来られない状況は、まるで「籠の鳥」という表現
がぴったりである。このところ、酸素投与量もだいぶ減ってきて、咳も少な
くなり、血痰も薄くなってきた。spO_2も95％まで戻ってきた。
・バイタル測定値は、体温：36.2℃、血圧：115/70、脈拍：78であった。
・血液検査の結果、CRP（炎症反応）：0.42、WBC：5800と、だいぶ改善し
てきている。
●治療は前日と同じく、酸素投与とPMXによるエンドトキシンの吸着、サ

イトカインストームの防止のためアクテムラの投与などが実施された。

●５月２日（土）、晴れ。気温27℃。

「入院16日目」……。よく晴れて、いい天気だ。こんな日を「上天気」というのだろう。５月に入ったら急に「夏日」になった。

臨床的には、改善が著しく、自覚症状も咳・血痰も少なくなり、苦しさも改善してきている。この改善の要因は、各種治療によって体内の新型コロナウイルスの量が減少し、臨床症状が軽くなってきたと理解される。つまり、病勢が衰えてきたのだ。

・バイタル測定値は、体温：36.3℃、血圧：112/66、脈拍：78。spO$_2$も96％と改善した。

このところ、咳はほとんど出なくなり、痰も血痰が減り、白くなってきたこともあり、もう少しでICUを出られるのではないかと期待を持つ。事実、血液検査でもCRPが0.24、WBCが5100と、この数値は一般病棟へ戻れるくらいに改善してきていることを示していた。ただ、時おり鼻血が出たり、鼻内から血の混じった分泌物（いわゆる鼻クソ）が出たりする。これは抗凝固剤（イグザレルト）の作用によるものと思われる。

●治療は前日と同じく酸素投与とPMX（血液吸着療法）によるエンドトキシンの吸着であるが、酸素投与量が少なくなった。

●５月３日（日）、くもり。気温26℃。

「入院17日目」……。今日は「憲法記念日」である。この日で、ついに酸素マスクが取れ、カニューラ（カヌラとも）になった。酸素の量も３リットルに減量され、呼吸も楽になった。これは血中酸素飽和度が上がってきたためである。顔面を覆っているマスクと比べると、カニューラは鼻孔のみに装着するため"とても楽"だ。話もしやすいし、だいいち顔が煩わしくない。

カニューラは、一般的には「COPD」（慢性閉塞性肺疾患）の患者さんが、日常生活で酸素ボンベを引きながら、チューブを鼻に装着して使用する装置（鼻の両穴から酸素を補給する管）である。ただCOPDを有する患者さんにとって、外出時の酸素ボンベやチューブが気になるらしく、「酸素ボンベを使用していますが、どうしても人目が気になる。気楽に外出できるような、何かいいアイデアがあったら教えてください」という。酸素ボンベを引いていると、相手から「一歩引かれる」のだそうだ。

・レントゲン検査も血液検査もなく、バイタル測定値は前日とほぼ同じで、良好な状態を保っている。

●治療は前日と同じく、酸素投与とPMXによるエンドトキシンの吸着のほか、とくに新しい治療はなかった。

●５月４日（月）、雨時々くもり。気温22℃

「入院18日目」……。苦しかった鼻からのチューブも抜かれ、久しぶりに口からの食事摂取が可能となった。この日のメニューは「お粥」である。だが、どうもお粥は苦手である。味がまったく無い。塩気でもあれば食べられるのだが、ぜいたくは言えない。死の淵から生還できて、口から物が食べられるだけでもありがたいのだから……。

【酸素投与終了】

・バイタルサインも前日とほぼ同じで、レントゲン検査も血液検査もなく、今日で酸素投与が終了し、気分はだいぶ良好となった。

思い返すと、ICU（集中治療室）入室当初、妻は担当医から「苦しそうに肩で息をしている」と告げられていたそうで、それなのに"鈍感力"のある私は、深呼吸はできないが、それでもすごく苦しいという感じを持っていなかった。それには、それなりの理由があった。72歳のとき、60歳の還暦の時に忙しくてできなかった「富士登山」をしたことがあった。そのときガイドさんか

ら、高地のように酸素の薄いところでの「呼吸方法」を教えてもらった。それは「スースー」と２度息を吸って、「ハー」と１度長く呼（吐）く、というものだった。それを思い出し、実践してみた。すると、呼吸が楽になるのが自覚された。

ICU入室当初（４月24日から４日間）はリザーバー付き酸素マスクで毎分10リットルだったのが、４月27日には７リットル（３日間）となり、５月１日から４リットル（２日間）と減量され、５月３日からカニューラ装着により３リットルに減量された。そしてこの日で、ついに酸素投与終了となった。これをもって、コロナ治療はすべて終わったのだ。

こうして、順調に肺炎状態も肺機能も改善していき、最後まで気管内挿管も気管切開もせずに済んだのは幸いであった。しかも、もっとも恐れていたECMOを使用せずに済んだ。これは私にとって、不幸中の最大の幸運であり、心から喜んだ。

●５月５日（火）、晴れ。気温28.4℃。

「入院19日目」……。朝の10時ごろ、ICUの感染症専門医のドクターがベッドサイドに来てこう言った。

「もうベッドから降りてリハビリを開始していいですよ」……。

この言葉を聞いて、危なかった生命だったが、死の淵から「生還できたんだ」という実感がわいてきて、とてもうれしかった。あとは「退院」を待つだけである。それには自らの生命力と免疫能が決め手になる。

・気分も体調も良好。

・バイタルサインも前日とほぼ変わらず、レントゲン検査も血液検査もなし。

●今日は「子どもの日」である。「子どもの日」に子どもの声が聞こえないのは寂しいことだ。機器に囲まれたICUではなおさらそう感じる。子どもの頃をなつかしく思う。

私は、「御神（おみ）渡り」で知られる諏訪湖の近く、わが国の製糸業の中心

地であった「岡谷」で、第2次世界大戦（太平洋戦争）も終わりを迎えようとするなか（昭和19年：1944）、6人兄弟の「末っ子」として生まれた。なぜ「岡谷か」というと、当時、駿河台日本大学病院耳鼻咽喉科教授だった父・治三が「岡谷へ疎開する」と決意をしたからである。誕生時、長兄はすでになく（生後わずか1カ月で死亡）、長女が8歳、次女は6歳、長兄（長兄が死亡したため次兄が「長兄」とされた）4歳、次兄2歳であった。生まれた時は3kgと普通の大きさであったが、食糧事情が悪く、母のおっぱいも出が悪いことから1年たっても5〜6kgにしか成長せず、両親は「このままうまく育つのか」と心配したという。

●長姉と次姉は、のちに市ヶ谷の女子学院から早稲田大学の英文科へ進んだ。これも母がクリスチャンだったことが影響していた。二人は毎週のように新宿の映画館で外国映画を観るうちに、自然に英語が得意になったということだった。長姉の長男・古川聡（1964年生まれ）は東京大学医学部卒業後、10年ほど外科医をやったあと、とつぜん宇宙飛行士を目指し、合格後12年目にして、2011年6月8日、カザフスタンのバイコヌールからロシアの宇宙船『ソユーズ』に搭乗して宇宙に飛び立った。そして同年6月から11月までの167日間、国際宇宙ステーション（ISS）に滞在した。宇宙では地球にいるより10倍の速さで「骨粗しょう症」になるといわれ、彼は骨粗しょう症薬（ビスフォスフォネート）を服用して、骨粗しょう症を防止できるかどうかを身をもって実験し、有効であることを論文で発表している。彼にとって、「宇宙飛行士」は子どものころのあこがれであり、「ウルトラセブン」の「モロボシ・ダン」はあこがれの人だったと、森次晃嗣氏との対談で語っていた。2〜3年後に再度宇宙へ行くことになっていると聞いている。

●高校3年の夏のこと、受験を直前にして、父から「鼻の手術をするから見てみろ」といわれたことがあった。そのころ自宅兼医院では、小・中学校の休みの時期になると扁桃切除やアデノイド・蓄膿症などの手術を行なっていた。患者さんの顔には白い布切れがかぶせられ、手術が始まると大量の血が吹き出した。鼻の手術ではけっこう出血するとは聞いてはいたが、その血を見て、と

たんに気分が悪くなり、脳貧血状態になって、手術室から出て、座敷で倒れてしまった。それでも不思議なことに、「こんなんで医者になれるのか」との思いはしなかった。このころは「文科系」を目指していたが、父から「文学は医者になってからでもできる」といわれ、医学部進学を決めた。

●大学医学部３年生になると「系統解剖」という実習が始まる。冬の寒い時期は学生服の上から白衣を着て解剖に当たっていた。そんなある日、授業も終わり、帰りの電車に乗ると、まわりの人が私をジロジロ見て離れていくのである。「ヘンだな」と思ったが、思いあたるふしはない。帰宅して学生服を脱いだとき、ようやく合点した。解剖のときの「ホルマリン臭」が学生服に染みついていたのである。

●「遊びをせんとや　生まれけむ　戯（たわむれ）せんとや　生まれけん

　　遊ぶ子供の　声聞けば　わが身さえこそ　ゆるがるれ」（梁塵秘抄）……。
私たちは遊ぶために生まれてきた。楽しそうに遊んでいる子どもたちの声を聞くと、自分のからだまでも自然と動き出す。

　　　　　　　　　　●５月６日（水）、くもりから雨。気温 17℃。
「入院 20 日目」……。今日は「子どもの日」の振替休日である。にもかかわらず、看護師さんたちはいとわず献身的に働いている。昨日の暑さから一転、気温は 10℃も下がった。空もくもりから雨になった。やがて外は雷雨となり、未明まで続いた。

・バイタルサインは、体温が 36.1℃、自覚症状なし。

・気分および体調も良好である。

・血液検査の結果、CRP（炎症反応）：0.10 以下、WBC（白血球）：5000 であった。spO$_2$ は「90％」以上を保っていた。ということは、ほぼ肺炎は治まり、肺機能も正常に回復しているということだ。

●以前、持病の「前立腺肥大」の検査で、一時的だが「PSA」（前立腺特異抗原）が「12」を超えていたことがあり、「前立腺がん」を心配していた。血液

検査で調べてもらったところ、結果は「4.73」であった。前に主治医の泌尿器科医から、「もし、がんができていたら、PSA は 4 以上になり、下がることはほとんどなく、漸増していく」と言われていたので、安心した。

●この日、4 月 24 日以来、約 2 週間ぶりに起き上がってベッド脇に立ってみた。すると、足がまったくおぼつかない。少し立っていただけなのに、脈拍が速くなり、分時 100 以上になってしまった。足に目をやると、とても細くなっている。あまりのやせ方に愕然とした。もともとは 34 センチ（cm）あった「ふくらはぎ」の周囲長が、27 センチ（写真：左）になっていた。これは筋肉の「萎縮」が著しく起こっていたことを示していた。

●筋肉の萎縮が見られる病気に「サルコペニア」がある。高齢者に多くみられ、「筋肉減少症」とも呼ばれる。サルコペニアになると、筋力の低下とともに、歩行や立ち上がる力などといった「身体機能」の低下、家事などの日常的な「生活機能」の低下といった、「QOL」（生活の質）の低下はもとより、転倒や骨折および死亡のリスクが高くなる。また筋力だけでなく、心肺機能も低下し、軽い負荷でも「息切れ」を感じるようになる。

いまの私の状態は、ちょうどサルコペニアの極端な形とも思え、また宇宙飛行士が無重力状態で骨粗鬆症や筋肉減少などが起こることと似ているとも思った。ベッド脇で “ジャンプ” をしてみようと試みたが、できなかった。これはショックだった。このままでは筋肉だけでなく、運動機能・生活機能の虚弱の連鎖を加速させるだけと思い、自分で考案した「リハビリ体操」を入院生活に取り入れることにした。その結果、1 週間も経たずにジャンプやスキップができるようになった。そのおかげで、ふくらはぎの周囲長は、退院前には 30 センチ（写真：右）まで回復した。

高齢化（加齢）とともにサルコペニアになる確率は高くなるが、運動や栄養の介入によって予防・改善ができることを知っておいてもらいたい。ちなみに、ふくらはぎの周囲長は、男性で 35 センチ、女性で 33 センチ程度といわれる。

●よく、入院後の体力回復には「入院期間の 3 倍が必要」といわれる。その理由は、「ねあし」（寝足）といって、ベッド上で寝たままでいると、数日中に

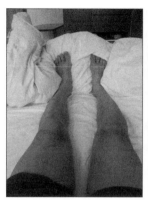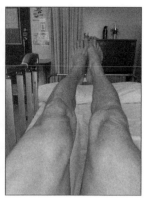

下肢の写真
左はICUから2N
へ戻った直後。
右 は 退 院 直 前
（携帯での自撮
りである）。

筋肉・筋力の衰えが始まり、やがて「萎縮」につながっていく。その期間が長
ければ長いほど筋委縮は激しくなり、ひどいときには「立つ」こともできなく
なる。そうなると、回復にはリハビリが必要となり、入院日数に応じた日数
がかかる。さいわい、私の場合には、入院は３月半だったが、寝てばかりい
た時期は２〜３週間ですんだので、それ以後は病室で自己流のリハビリを行な
い、退院までにかなりの回復をみていた。

●新型コロナで、ICU（集中治療室）での人工呼吸器を長期間にわたって装
着している重症患者によく見られる「ICU関連筋力低下」が問題になってい
ると聞く。筋萎縮と筋肉量の低下は重症疾患を通して急速に進行し、筋力低下
は短期的にも長期的にも呼吸器の回復に悪影響を与えるともいわれる。

今後、ICUから生還する件数が増加すると思われるが、ICU退室後と退院後
の「ICU関連筋力低下」への対応としては、できるだけ早くリハビリを開始
すべきである。しかし、入院中の病棟では、リハビリ専門の理学療法士さんた
ちが気軽に来て手助けしてくれる状況ではないため、自分自身で行なうしかな
い。部屋の大きさや、個室かどうかなどにもよるが、はじめはベッド脇で柵に
つかまりながら「下肢」から鍛えていくのがよい。膝の屈伸、スクワット、相
撲の四股（しこ）、スリ足、踏み台の昇り降りなど、できることからやってい
くことである。退院後は、それまでのリハビリをさらに続け、それに散歩・速
足・スキップ、坂道・階段昇降、鉄棒ぶら下がりなど、日常の中でできるだけ

体を動かすことを加えるのがよい。私の場合には、ゴルフのクラブやテニスのラケットの素振りの代わりに、ペットボトルに水を満たして振ることなども試してみた。

●5月7日（木）、晴れ。気温23℃。
「入院21日目」……。これまで一度も経験しなかったのだが、夜中の1時30分ころ、左手背（手の甲）の点滴部位が痛くて目が覚めた。ナースコールを押して看護師さんを呼んだら、すぐ来て手背に挿入されていたサーフロー針で入れたプラスティック管を正常な位置に戻してくれた。おかげで、痛みが取れてすぐ寝入ることができた。朝方の4時半ころになって、おなかが"グーッ"となった。久しぶりに聞く"腹の虫"の声だ。この腹の虫の音を聞いて「だいぶ体調が回復してきた」と実感した。
●朝になって、主治医が来てくれ、「ICUは卒業です。2Nに戻りましょう」と言われた。その言葉を聞いて、飛び上がるほどうれしかった。しばらくして2Nの主治医が「今後の方針」を話してくれた。主治医いわく。
「もうこれ以上は、コロナに対する治療はなく、あとは脳梗塞などの予防的な抗凝固剤の投与くらいです」……。この言葉にうなずきながら次の言葉を待った。すると主治医は、「毎週1回、PCR検査でウイルスの陰性が2回連続して出れば退院できます」……。私が最も期待していた言葉であった。
●午後から2Nへの移動が始まり、ベッドごと運ばれた。そういえば、2Nから3N（ICU）への移動のときも、同じベッドに寝たまま運ばれたことを思い出した。2Nに戻って、トイレへひとりで行ってみたが、足元がふらつくため、点滴台を杖がわり（補助）にして歩いた。だが、2〜3日で補助なしでも歩けるようになった。下肢の筋力が少しずつ回復してきたことで、身体のバランスを取れるようになってきたのだ。
ともかく「フレイル」（年齢に伴って筋力や心身の活力が低下した病態）にならないようにすることである。でないと、身体の脆弱さが進行するだけでな

く、いろいろな機能にも影響を及ぼすようになる。それを避けるためにも、積極的に、適切な運動とバランスのとれた食事が必要だ。

●まず、社会復帰には「体力」を回復する必要がある。そこで、独自で考案した「リハビリ体操」を入院生活に取り入れることと、食事を積極的にとること、「完食」することに努めた。そこで、さっそく今日の「夕飯」から完食するようにした。もちろん「普通食」である（お粥は苦手で替えてもらった）。この後、退院まですべて「完食」を通した。看護師さんは「全量摂取ですね」と言っていた。そのことで、入院中の楽しみの一つが「食事」であることもよくわかった。こうした積極性が功を奏してか、ICU 症候群にならずに済んだ。

●「ICU 症候群」とは、一般的には、手術後に ICU で治療する期間中、真っ白い壁やカーテン、無機質な機械音、自分の手・足・胸などに点滴や心電図など、たくさんの器械に囲まれて生活していることに起因して起こってくる不安・焦りなどの神経症的症状をいう。発症する要因として、医療機器に拘束され、身動きがとれないことや、家族や知人との面会が制限されること、ICU の室内環境（照明・機械音・匂いなど）の要因が引き金となって精神が不安定になり、時に「せん妄」が発症することもある。ふだんは強い精神力をもっていると思われる人でも、ICU に入ると精神が不安定になるケースも多い。「ICU 症候群」になると、回復が遅くなり、入院期間が延び、医療費の上昇にもつながることにもなる。

●午後３時ころ、板橋区役所の職員から電話があり、「練馬の現住所へコロナによる入院関係の書類を送ります」とのことだった。通常、無症状の人や軽症の人ならとっくに退院しているので、私もとっくに退院していると思われたらしく、「まだ入院している」と伝えると、その担当者はびっくりしていた。

●この日、「レムデシビル」が新型コロナウイルス感染症の治療薬として、国内初の「承認薬」となったことを知った。「レムデシビル」は、もともとは「エボラ出血熱」の治療薬として開発されたもので、RNA ポリメラーゼを阻害する効果がある「抗ウイルス薬」（ウイルスの増殖を抑制）である。コロナの重症患者に対しての症状改善や時間の短縮が期待されている。

●５月８日（金）、晴れ。気温 22℃。
「入院 22 日目」……。入院後 3 週間が経過した。本日、同じ部屋にもう一人、新規の方が入院してきた。このことを妻に知らせると、「新しい患者さんが持ち込んだコロナウイルスが私に再感染しないか」と心配した。妻とは、ことあるごとに携帯電話でメールか電話で連絡を取り合っていた。

●入院中は（ICU：3N を除いて）テレビを見ることができた。テレビは入院中、ニュースソースとしては必須アイテムである。おかげでコロナ「ロビンソン・クルーソー」（ロビンソン漂流記）にならずに済んだ。また、携帯電話でインターネットも可能なので、そちらからの情報もかなり有力であった。

【体重が9キロ減少】

●この日は 2N（コロナ軽症者病棟）入院患者の「体重測定」の日であった。2 週間「寝たきり」の状態で、「死の淵」から生還してきた身。はて「どうなっているか」と、興味津々で体重計に乗ってみた。すると、表示された数字にビックリ。なんと「53kg」。入院前は 62kg だったので、「9kg 減」である。驚いて自分の手足を見てみると、筋肉が落ち、やせ細った四肢があった。トイレの鏡で顔を見ると、そこには目がくぼみ、頬のげっそりした「老人」がいた。「これではいかん！」と思いを強くし、社会復帰の決意を新たにした。

● ICU（集中治療室）に入室中は、下の状態は「オムツ」であったが、幸いにして「床ずれ」（褥瘡）もできなかった。看護師さんたちのケアがよかったことはいうまでもないが、じつは、私は 1 カ所にじっとしているのが苦手で（よく「多動症」といわれる）、ベッド上でもつねに動き回っていた。看護師さんいわく、それがかえって「よかった」のだそうだ。

●久しぶりにタオルで看護師さんに全身を拭いてもらった（「清拭」という）。はじめは濡れたタオルで、次いで乾いたタオルでふき取ってくれる。ICU にいるあいだ、入浴もシャワーを浴びることもできなかったので、さっぱりとして、気持ちよかった。清拭にはマッサージ効果もあるようで、血行がよくなったように思われた。

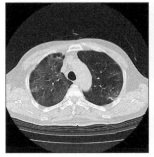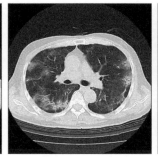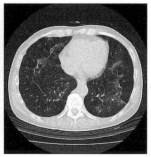

| 5月8日　上肺のCT像 | 5月8日　中肺のCT像 | 5月8日　下肺のCT像 |

●服を着替え、ヒゲもそり、爪も切った。これだけでどこか改まった、新鮮な気分になった。この頃になって、ようやく私の状態・状況がまったくわからない中で、情報も得られず、妻がどんなに心配しているか、そちらへ気持ちが向いた。死の淵を彷徨っていたころは、呼吸（いき）をするのも命がけであった。やっと生還を実感して気持ちに余裕ができてきたのだろう、「大切な人」に想いを馳せた。

・体調は良好、気分も上々である。

・血液検査の結果も、CRP（炎症反応）：0.1以下、WBC（白血球）：4500で、完全に炎症兆候がなくなり、肺炎による臨床症状もなくなっていた。ただ、レントゲン写真ではごく軽度に肺炎の痕が見られた。

●５月９日（土）、晴れ。気温23℃。「入院23日目」……。入院も４週目に突入した。今日はよく晴れた、いい天気（上天気）である。久しぶりにシャワーをした。病棟では湯船に入ることは許されていない。それでも、温かい湯を全身に浴びると気持ちがよい。

●この日から「社会復帰」の決意を固くし、さっそく体力回復のための行動を開始した。まずは、朝６時に起きて、６時25分から「テレビ体操」を見ながらエクササイズ、そのあと自分で考案した下肢を中心に鍛える「リハビリ運

動」を始めた。全身の筋肉は「下肢」の占める割合が大きく、患者さんにもよく「歩きなさい」と言ってきた。「老いは足からやってくる」といわれるように、足から衰え始める。ついては、自分も足から鍛えようと考えた。そこで、差し入れしてもらった「踏み台」を使い、足の筋力を鍛えるために、昇り降りを数百回行なうことにし、それを毎日実践した。その結果、最後の頃には、飛び乗ったり、飛び降りたりすることもできるようになった。

【受診の目安】
●この日、厚労省より「受診の目安」の改訂がなされた。
①息苦しさ（呼吸困難）、強いだるさ（倦怠感）、高熱等の強い症状のいずれかがある場合。
②重症化しやすい方（高齢者、糖尿病、心不全、呼吸器疾患（COPD 等）等の基礎疾患がある方や透析を受けている方、免疫抑制剤や抗がん剤等を用いている方）で、発熱や咳などの比較的軽い風邪の症状がある場合。
③上記以外の方で発熱や咳など比較的軽い風邪の症状が続く場合。

　　　　　　　　　　●5月10日（日）、くもりのち雨。気温26℃。
「入院24日目」……。このところ体調も改善し、気持ちにも余裕が出てきた。そこで、テレビを見て社会の情報を得ることにした。というよりは、暇で時間がたっぷりあるからだが。ただ、テレビはイヤホーンのみでの視聴が許されていて、けっこう不便である。それでも、だいぶ普段の生活に戻ってきたという感触がある。
・血液検査の結果、WBC（白血球）：6100、Hb（ヘモグロビン）：13g/dl、D-ダイマー1.5（血栓の指標で正常値は1以下）、AST（GOT）：26、ALT（GPT）46、アミラーゼ：163（4月26日は513）、CRP：0.1以下、Alb（アルブミン）：3.2（4月25日は2.4）であった。出血傾向も無い。
●5月7日の鼻汁でのPCR検査は「陰性」であったが、次はどうなるだろう

か。4月2日の厚労省の退院基準では、「軽快後、24時間後にPCR検査を実施。陰転化が確認されたら、前回検体採取後24時間以後に再度採取を行ない2回連続で陰性が確認されたら退院可とする」となっており、病院側はこれに準じて「PCR検査で2回連続陰性とならないと退院許可は出さない」とのことである。

●入院当日から「前立腺肥大」の薬を3種類、毎日服用している。①「アボルブカプセル」0.5㎎1錠、②「ハルナールD」0.2㎎1錠、③「ザルティア」5mg1錠である。①は男性ホルモンであるテストステロンのジヒドロテストステロンへの変換を抑え、肥大した前立腺の縮小効果がある。②は尿道・前立腺のα1受容体の遮断薬で、尿道の拡張、前立腺の縮小に働く。③はホスホジエステラーゼ5を阻害し、血管を拡張させる作用を持ち、前立腺と膀胱平滑筋弛緩作用で前立腺肥大による排尿障害を改善する。

加えて乳酸菌製剤「ビオスリー配合錠」6錠（分3、毎食後）で、これは腸内細菌を整え、整腸作用に働く。それと寝る前に抗凝固剤「イグザレルト」錠、抗アレルギー剤「タリオン」のみで、新型コロナに対する薬はなかった。すでにコロナの症状はなくなっており、あとは体内のウイルスが消えるのを待つばかりである。

◆この日、神奈川県で看護師ら13人が感染したとのこと。医療従事者の感染が増えているが、現場を思うと心配である。院内感染対策の取り組みの強化は当然だが、懸念されるのは、医療機関での感染を恐れるあまり、過剰な「受診の差し控え」が起こることである。それだと国民が適切な医療を受ける機会を失うことにもなりかねない。

5
死の淵から生還

　　　　　● 2020 年 5 月 11 日（月）、くもりのち晴れ。気温 28℃。
「入院 25 日」……。今日は、一昨日（9 日・土）に行なわれた PCR 検査の
結果が出る日である。2N（コロナ軽症者病棟）に戻って最初の検査結果であ
る。はたして陽性のままか、それとも陰性化して退院につながるか……。だ
が、残念ながら結果は「陽性」であった。この日から、週 3 回（月・水・
金）、PCR 検査でウイルスのチェックをしていくことになった。PCR 検査を
実施する先生が、前回の検査結果を知らせてくれることになっている。

【すばらしい改善】

・血液検査の結果、WBC（白血球）：6100、Hb（ヘモグロビン濃度）：13.6g/
dl、血小板：36.7 万 /μL であった。これらの血液検査結果は正常化を示し
ており、ICU から戻って通常状態になったことを示している。
・また、「血栓」の指標である「D ダイマー」（正常値は 1 以下）は、4 月 28
日には 8.8 μgm/ml まで上昇していたのが、1.5 μgm/ml まで下がってい
た。ICU 入室時はウイルスの最盛期で、血栓形成を認めたが、今日の検査で
はすでに正常状態になり、血栓はなくなっていることを示している。
・「肝機能」は、AST（GOT）が 26、ALT（GPT）が 46、γGTP が 36 で
あった（4 月 30 日には AST が 144、ALT が 115、γGTP が 55）。これら
の数値は肝障害がしっかり治癒してきていることを示している。ちなみに、
AST は細胞の壊死や炎症があると数値が上昇し、ALT は肝炎や心筋の障害時
に数値が上昇する。

・「膵アミラーゼ」は163（正常値44〜132）と少し高値であった。これも肝障害と同様、膵障害も明らかに治癒してきていることを示している。

・炎症反応の指標であるCRPは0.1以下に戻っており、「炎症無し」を示している。さらに「出血傾向」もなかった。これは血栓形成を防ぐために使用した「ヘパリン」注射、その後の経口剤「イグザレルト」による出血のしやすさをみたもので、血栓形成は予防するものの、出血が起こる可能性があるので注意を要する。

・胸部レントゲン写真では、すりガラス様陰影が多少残っているが、主治医からは「すばらしい改善」といわれた。

●このところ「コロナ関連倒産」が増えているという。コロナで中小企業の資金繰りが行き詰まっているとの分析だ。ことに飲食店を直撃しているとのことである。4月の「緊急事態宣言」が発令されて、外出自粛が広がったことが影響しているのだろうか。コロナのやっかいなところは、働けるのに働ける"場"がない、働けない社会にある。

◆日本は世界と比べて、かなり死亡率が低い。この原因に関しては専門家がいろいろな説を述べているが、ハッキリしたことは断定できない。来年になり、世界的統計が出てきたら分析可能になるであろう。この日、東京の新規感染者は15人で、9日連続で100人を下回った。これで累計5,002名となり、5,000人を超えた。重症者65名、死亡者2名。全国の新規感染者45名。重症者249名、死亡者24名。

●5月12日（火）、くもり。気温27℃。
「入院25日目」……。入院中のタイムスケジュールは、朝7時からの看護師さんによる「バイタルサイン」の測定から1日が始まる。

・バイタルサインの測定の結果、体温（BT）：36.1℃、血圧（BP）：97/60、脈拍（HR）：80、spO_2（血中酸素飽和度）は98％と良好であった。バイタルサインはすべて正常範囲内になっていて、回復が著しいことがわかる。気分も

良好で、これといった自覚症状もない。

● ICU（集中治療室）の感染症専門医のドクターから、「透析療法（PMX 使用）でコロナ重症肺炎に良好な結果をもたらした症例として学会で発表していきたい」との申し出があった。私は「今後の新型コロナ肺炎の治療に役立つものなら、これに勝る喜びはありません。ぜひそうしてください」とお答えし、彼の申し出を即座に快諾した。医師として、大学人の一員として当然である。

● 2N（コロナ軽症者病棟）に移ってからは、病室にかかってくる携帯電話で社会の出来事や生の声を聴けるようになり、退院したら「コロナ闘病記を書いてほしい」とか「講演してくれ」といった申し出があったので、少し前から書き始めたメモをもとに、入院からの毎日の出来事、感染症に関する資料の渉猟、感想などをまとめることにした。執筆する時間はたっぷりある。

● 5月13日（水）、晴れ。29℃。

「入院 27 日目」……。本日も気分は良好で、特筆すべき自覚症状もない。外はすっかり初夏の雰囲気である。病室にいても " 暑い " のが伝わってくる。朝の検診のときにも聞かれたが、「排便・排尿」になんら問題はなく、「睡眠」も、夜中に一度、オシッコに起きる程度で、十分に取れている。しかも、2N に戻ってきてからは、毎日の食事が美味しく食べられ、落ちてしまった体力を取り戻すためにも、「3 食」とも、必死に、しかし楽しく「完食」（全量摂取）するように心がけている。

・体温、呼吸、脈拍、血圧、spO$_2$、などのバイタルサインの数値も異常なしである。ただ残念なのは、11 日（月）の PCR 検査の結果が「陽性」だったことだ。

●「Ah! le joli mois de mai a Paris!」……。52 年前（1968 年）の今日（5 月 13 日）、フランスのパリで、自由と平等と自治を掲げた 1000 万人ほどの学生と労働者・市民らによってゼネストが行なわれた。そのときに歌われたのがこの「美しき 5 月のパリ」、「5 月革命の歌」である。

「ああ！ パリの美しき5月！」……。パリの学生たちの「5月革命」は日本の全共闘運動にも強い影響を与え、日本でも全国の大学で「学園紛争」が吹き荒れた。当時、在籍（医学部5年生）していた日本大学でも、20億円もの使途不明金問題とインターン制度をめぐって「紛争」（「日大紛争」「日大闘争」とも）の真っ只中にあった。これらは従来の体制・秩序に対する「異議申し立て」であった。当時、インターン制度から研修医制度へと代ったばかりで、多くの医学生が卒業後、どの道を選ぶかに迷っていた。私も「正義の人」を任じていたので、義憤に燃えて立ち上がり、軟式テニス部キャプテンのポジションを後輩に譲って学園闘争に身を投じていた。当時、体育会系の学生の暴力がひどく、われわれ「闘争委員会」（全共闘）の学生とは仇敵であった。その暴力体質は50年を経た今でも変わってないらしく、先般のアメリカンフットボール部の学生による「反則タックル事件」からは、その体質は今につながっている感じがしている。

●日本相撲協会は、28歳の力士（勝武士・高田川部屋）が新型コロナウイルス性肺炎による多臓器不全のため死去したと発表。国内で30歳以下の死亡が報告されたのは初めてだという。

◆世界における感染者は4,212,636名となり、死亡者は290,463名となった。地域も204カ国に広がった。この日、東京都の新規感染者は10人。これで累計5,039名となった。重症者52名、死亡者4名。全国の新規感染者は55名。重症者259名、死亡者18名。

●5月14日（木）、晴れ。26℃。
「入院28日目」……。死の淵から生還して1週間。だいぶ体力も回復しているのが実感できるようになった。初めのころ（ICUに入る直前）は、トイレに行こうとして、ベッドの脇に立ったときにはフラついて看護師さんの手を借りたが、今ではトイレの行き帰りにスキップしてみたりもしている。あの頃は、立っているのもままならず、跳び上がるどころではなかったが、リ

ハビリ運動を始めて軽いジャンプができるようになった。体重も 54.5kg と、「1.5kg」増えた。また、独自考案の「リハビリ体操」を開始して 1 週間。落ちた体力が順調に回復してきているのを感じる。

・気分は良好で、これといった自覚症状もなく、体調も良好である。

・体温、呼吸、脈拍、血圧、spO$_2$（血中酸素飽和度）などのバイタルサインの数値もすべて正常範囲内であった。

● 3N（ICU：集中治療室）での 2 週間の肺炎治療が終わり、2N（コロナ軽症者病棟）へ戻ってしばらくした頃に、次第に入院していた患者さんの数も減っていき、一時は数人になり、気がつくと私が「最長入院者」となっていた。患者さんの数は、世間の感染症の拡大・減少の“波”と呼応して増減することを実感した。

●みかわしまタワークリニック院長から連絡があり、「退院して落ち着いたら、荒川ロータリークラブでコロナの体験談を話してほしい」と言われた。

◆この日、東京都の新規感染者は 30 人。これで累計 5,069 名となった。重症者 54 名、死亡者 1 名。全国の新規感染者は 100 名。重症者 245 名、死亡者 17 名。緊急事態宣言一部地域解除決定（39 県）。

●5 月 15 日（金）、くもり。気温 27℃。

「入院 29 日目」……。入院から 5 週目に入った。午後のシャワー後に、恒例（毎週 1 回、火曜日）の体重測定があった。結果は 55kg（前回 54.5kg）で、わずかだが増えていた。

・気分は良好で、特段の自覚症状もなく、あとは PCR 検査が 2 回続けて「陰性」になるのを待つのみである。

●体調が戻ってきたのか、このところ「食事が足りない」と感じる。そこで主治医と話をして、「生モノ以外なら OK」ということで、「差し入れ」の許可をいただいた。さっそく妻に電話とメールで、サバや牛肉などタンパク質の高い缶詰とシイタケの煮物やタケノコの煮物などのビン詰、それにチーズ

鱈、ビーフジャーキー、海苔、ふりかけ、それと甘いもの（水ようかん、ようかん、アンミツのカン詰）などを持って来てくれるよう頼んだ。この頃、毎日毎日「ウナギが食べたい」、「ステーキが食べたい」、「すき焼きや寿司も食べたい」と思っていた。時には、夢でウナギを食べていたこともあった。

●この日、アパレル大手「レナウン」が経営破綻、民事再生手続きに入ったとの報道。それまでの経営不振に加え、百貨店やショッピングモールの営業自粛で販売が急減し、資金繰りに行き詰まったとのこと。コロナの影響がこれから本格化することを懸念する。

●５月16日（土）、くもりのち雨。気温21℃。
「入院30日目」……。今日で入院から１カ月経過した。この日、主治医から「血液検査を毎週火曜に行なう」と告げられた。ICU（集中治療室）のときは、手背静脈にしたサーフロー留置針、あるいは頸部に挿入したCV（中心静脈）カテーテルから、いつの間にか「採血」されていたのでわからなかったが、ここ2Nでは通常どおり、手の正中静脈からの採血である。その際、看護師さんたちは手袋を二重にして実施するため、採血するのにとても苦労していた。でも、採血の上手い看護師さんが多く、助かった。

・入院時（４月17日）のヘモグロビン（Hb：血色素）は15〜16g/dlであったが、１カ月後（５月16日）の値が12.7gと、軽度に「貧血前傾向」になっていた。入院前は、同年代の男性の通常よりやや濃い目のヘモグロビン数値だった。それが入院後、毎週もしくは毎日血液検査が行なわれ、時には大量の血液を体外へ出して透析のようにエンドトキシンを除去する治療を行なった結果、ヘモグロビン値が低くなった。しかし、貧血になるほどではなかった。ちなみに、ヘモグロビン（Hb）は赤血球に存在する血色素で、肺で酸素と結合し、酸素を各組織へ運び、運んだ先で酸素を放出し、代わりに二酸化炭素と結合して肺まで運び、酸素と交換して再び各組織に運ぶ。このヘモグロビンが減少する状態が「貧血」で、正常値は男性：13.1〜16.3g/dl、女性：12.1〜

14.5g/dl、それ以下を「貧血」としている。

・咳・痰・発熱などの自覚症状はほとんどなく、ただ「トイレに行く」と、軽い咳に伴って白い痰がほんの少し出る程度である。

・この日もバイタル数値に変化はなく、レントゲン検査もコロナ治療もなかった。ちなみに、ICU（集中治療室）からこちら2N（コロナ軽症者病棟）へ移ってからは、コロナに対する治療はまったくない。

●5月17日（日）、晴れ。気温28℃。

「入院31日目」……。まだ5月だというのに、このところ28℃とか29℃の夏日のような日が続いている。

・体調・気分はともに良好である。

・バイタルの数値にもこれといった変化はない。

●新緑のまぶしい、美しい季節である。こんな日はよく近くの公園（練馬・光が丘公園）で、新緑に包まれて遊ぶ子どもたちや家族の姿を見かけたが、今年はコロナのせいでどうだろうか。外出もままならないため、子どもたちも思いっきり遊ぶことができないでいるのではないか。そう思うと可哀想な気がする。だが、しっかりとウイルスの怖さ、感染症の怖さも正しく伝えなければならないし、「手洗い」「うがい」「ソーシャルディスタンス」（社会的距離）、それに「3密」（密集・密接・密閉）」を避けるといった予防もしっかりと実践することの大切さを伝えなければいけない。いつかきっと、感染症は必ず再興・新興してくる。

●そんなことを考えているところへ、妻が「交通事故に遭った」という知らせが入ってきた。どうやら自宅マンションの前で、宅配便の軽トラックに後ろからぶつけられたらしい。さいわい骨折はないとのことだが、広範な皮下出血があり、右肩が上がらない状態だという。だが、私は病院にいるため正確な状況がつかめないし、判断もできない。どんどん悪い方に想像がゆく。それにしても入院1カ月目のこの日がエポックメーキングな日になるとは……。「泣きっ

62

面に八チ」とはこういうことをいうのだろうか。悪いことは重なるものだとイヤになってくる。

●5月18日（月）、くもりのち雨。気温21℃。
「入院32日目」……。きょうは「週3回」のPCR検査の日である。この検査で体内に残るコロナウイルスの有無をチェックするのである。「陽性」であればこのまま入院は続く。「陰性」が2回連続して出れば、「退院」という流れになる。淡い期待をこめながら、鼻を上向きに突き出す。左右の鼻孔から奥深く細い綿棒を挿入して5秒。検査は、咽頭拭い液として採取するのだが、あまり気持ちのよいものではない。しかし、これまで自分でも患者さんにインフルエンザの検査を多数実施してきた手前、否応なしである。
・PCR検査日に前回の結果が知らされることになっているのだが、前回の結果は「陽性」であった。
・体調・気分ともに良好である。
・バイタル数値も特に変化はない。
●コロナウイルスに感染（陽性）して、治療（療養）後、PCR検査で「陰性」になっても、なかなか社会復帰できないケースが出てきているらしい。「陰性」になっても、中には「再陽性」になるケースがあるためらしい。「陰性」のレッテルだけでは社会復帰が難しいようなのだ。「陰性証明書」なるものを求める会社もあると聞く。はて、それが必要なものなのか……。
●この日、日本医師会新型コロナウイルス感染症（COVID-19）有識者会議は、新型コロナウイルス感染パンデミック時における治療薬開発（新薬承認を早めるための事務手続き的な特例処置）について、「エビデンスが十分でない候補薬、特に既存薬については拙速に特例的承認を行なうことなく、臨床試験によって十分な科学的エビデンスに基づいて承認すべきである」との緊急提言を行なった。

●5月19日（火）、雨。気温19℃。

「入院33日目」……。毎週、火曜日は定期の「採血の日」である。今朝も午前6時過ぎに定時の採血があった。

・血液検査の結果、「ヘモグロビン」（Hb）：12.3g/dl で、軽度の貧血前傾向が認められた。「白血球」：4600（好中球：54.4％、リンパ球：33.3％）、血小板：34万5000（正常値15〜45万/μu）。

・「肝機能」は、AST（GOT）が23、ALT（GPT）が26、γGTPが17。

・「腎機能」は、クレアチニン：0.63、eGFR（推算糸球体濾過量）＝93.5、尿酸：5.1、電解質＝Na：142、K：4.1、Cl：110であった。

昼前には、これも定期になった胸部レントゲン写真撮影が行なわれた。といっても、私のほうからレントゲン撮影室に行くのではなく、放射線技師さんが病室に「回診用撮影装置」というポータブルタイプのレントゲン撮影装置を運び込んで撮影してくれるのだ。いうなれば、動けない患者のための移動型レントゲン撮影装置である。

●この日は、とくに何もない日だったが、2日前に妻が自宅近くで「交通事故」にあってしまったことが、私にとっても大きくショックで、まだ後を引いている。それでも気を取り戻して、何が起こったのか、状況を把握する必要がある。事故は自宅マンションの前で起きた。その日、私の入院の見舞いに多くの友人たちが自宅へ来てくれていた。その中の一人が夫婦で来てくれて、帰りを見送っていた時に事故は起きた。見送る妻の後ろから某宅配会社の軽トラックがぶつかったのだ。妻は一瞬何が起きたかわからず、気を失った。目が覚めると「青い空が見えた」という。ただちに救急車で大学病院救急室へ搬送された。さいわい骨折はなかったが、右上腕から前腕・前胸部、肩を強く打撲して、広範な皮下出血と右肩が上がらなくなり、後遺症が残りそうな状態であるということがわかった（事後1カ月ほど黒いあざが引かず、いまも右肩をスッと上げるのは不自由である）。

そんな状態にあるにもかかわらず、妻は週に何度も「差し入れ」に来てくれている。感謝してもしきれない。「差し入れ」は看護師さんが受け取って、私の

ところに届けてくれるのだが、妻には逢えない。それが妻にとってはストレスだったようで、私がどんな状態かを直接見られないもどかしさから、余計いら立ちをつのらせ、また私が死んでしまうのではないかとの思いから、不安にかられ、うつ状態になってしまった。

●5月20日（水）、雨。気温19℃。
「入院34日目」……。「面会」についてだが、医療関係者が危惧するのは、お見舞いや面会のさい、家族や友人らによるウイルスの持ち込みである。そうであっても、家族や友人との「面会」ができないのは患者にとって大きなストレスであることに違いはない。医師という立場でなく、患者サイドに立ってこれをみると、新型コロナ感染症では、特殊な伝染性疾患（指定感染症）であることから面会ができなくなる。差し入れにきてくれても「会えない」のはそのためである。刑務所でも面会はできるが、この感染症では「絶対面会謝絶」なのである。
1〜2週間の短い期間の入院であれば、なんとか我慢もしようが、1カ月以上にもなると、もはや「幽閉」されている感じが否めない。しっかりと感染対策を講じながら、ガラス越しでもよいし、マイクロホンでもよいから、直接顔が見れて直接話したい。それが人情であろう。何らかの方策が必要だと感じるのは私だけだろうか。カゴの鳥状態にあって、ただ「コロナなんだから我慢しろ」というだけでは、ストレスはつのれど、なんの解決にもならない。こればかりは、なってみないとシリアスになれないのは確かだ。
・体調、気分ともに良好である。
・バイタル数値にも特に変化はない。
ただ、妻の交通事故の後遺症が心配される。
●この日、日本高校野球連盟は、8月10日開幕予定だった「全国高校野球選手権大会」を中止すると発表した。夏の甲子園大会の中止は、戦後初とのこと。春夏連続の中止は初めてのことである。王貞治さんは「出場する学校、選

手たちだけでなく日本国民の心のよりどころだった大会が中止となって、出場
経験者としてこんな寂しいことはない」とコメントしていた。早くコロナが収
束して、また球児たちがグランドに立てる日が彼らに来ることを願う。

　　　　　　　　　　　　　●5月21日（木）、雨。気温15℃。
「入院35日目」……。今日は気温が低めで寒いと看護師さんが教えてくれた。
ここ最近は、PCR検査で「陰性」が連続2回出るのを待つばかりである。
・排尿、排便にはなんのトラブルもなく、睡眠にも問題はない。
・体重も53kgから55kgへと、順調に増えている。食事は毎食「完食」、いわゆ
る「全量摂取」している。
・体調・気分ともに良好である。
・バイタル数値も特に変化はない。
●この日、全世界のコロナ患者が500万人を超えた。世界的にみると、アメ
リカでは新型コロナによる死者数が10万人に迫り、黒人・ヒスパニック・ア
ジア系の人々が多いと伝えている。つまり弱い立場にある人びと、「貧困層」
が最も大きな打撃を受けているということだ。
栄養不足、不衛生な水、医薬品や医師の不足……。社会的・経済的弱者ほ
ど、感染リスクが高く、適切な医療サービスを受けられない。国連開発計画
（UNDP）は、先進国の病院のベッド数は人口1万人に対して55床で、医
師が30人以上、看護師が81人いるのに対し、発展途上国では、同じ人数の
人々に対して、ベッド数7床、医師は2.5人、看護師は6人と伝えている。
●今回のような新型コロナでは、私を含め、発症した際に迅速な医療的処置が
生死を左右する。医療格差の大きい国では必要な医療が受けられず、治療は高
いリスクを代償に自然免疫を獲得する以外、術がない。これが感染拡大の大き
な要因となっている。しかも石鹸や清潔な水などの基本的ニーズさえ満たされ
ておらず、このままでは壊滅的結果をもたらすと警告している。ましてマスク
や消毒用アルコールもまったく不足しているだろう。

◆この日の東京都の新規感染者は 11 人。これで累計 5,128 名となった。重症者 42 名、死亡者 1 名。全国の新規感染者は 38 名。重症者 195 名、死亡者 15 名であった。この日、関西圏（大阪府・京都府・兵庫県）では「緊急事態宣言」が解除された。

●5 月 22 日（金）、くもりのち雨。気温 19.3℃。
「入院 36 日目」……。朝、いつものように看護師さんがきて、バイタルサインの測定をする。基本的には呼吸・脈拍・体温、それに気分や体調のチェックである。看護師さんは私の表情や様子を見て、それを看護日誌に書き込む。その時に、いろんな話を交すのだが、彼女らとの温もりのある会話は唯一の慰めでもあり、唯一の楽しみといっていい。
「いかがですか」……。「気分は良好。体調もいいです」と答えた。
・バイタルの数値もいつもと同じで、大きな変化はない。
●5 月 14 日に、39 県で「緊急事態宣言」が解除された。残る東京などの都市圏でも解除が近いように思う。このところ感染者の波が落ち着いているように見える。だが、これに油断していると「第 2 波」を招く恐れがある。新型コロナは「ただの風邪ではない」と思っていても、慣れれば慣れるほど緊張感は希薄となり、予防は手薄になり、気持ちは薄れていく。

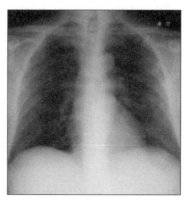

5月22日 レントゲン写真
2Nに戻り2週間。所見は、ほぼ肺炎陰影は認められず、わずかに右中肺野に引きつれたような陰影（肺炎の治癒した痕跡）が見られる。

大事なのは「無症状」の人の行動である。無症状の人が自覚なしに感染を広げてしまうことが怖いのだ。「若いから感染しても無症状だろう」「発症しても軽症だろう」「恐い人は家から出なければいい」「コロナはただの風邪」とうそぶく者もいるが、その意識が「次の波」をつくり出すのだ。

●５月23日（土）、雨のちくもり。気温24℃。「入院37日目」……。今朝の食事はおいしかった。このごろ、食事が待ち遠しい。気分も良好、体調も良いし、バイタル数値にも大きな変化はない。順調に回復している。退院後のことを考えると、退院が待ち遠しい。

●「正常性バイアス」というのがある。４月当時、私もそうだったが、医療関係者を含め、一般の人びとはまだ新型コロナを「他山の石」と見て、自分とは関係のないところの出来事とみていた。人は、心のどこかで、いま起きている現実を「まだ正常な範囲」と思い込みたがり、いまの状態を「まだ安全である」と決めつける性向がある。よく「新型コロナなどありえない」とか「自分はかからない」「みんながそうしてるから」と同調を口にするが、これは非科学的な思い込みであり、間違いである。そうした正常性バイアス、気の緩みがコロナの感染を拡大させるのである。

●このところ、国内の新規感染者数は全国的に少数で推移しているが、世界の感染ペースは衰えるどころか拡大の一途だ。１日あたりの感染者数が10万人単位である。とくにアメリカは１日あたりの感染者数が２万人を超えているという。ロシアでも同様らしく、１日１万人のペースで増えているらしい。ブラジルやインドでも同じく増加傾向にあるという。それに引き換え、中国はこのところ発症者が「ゼロ」という。どこかしっくりこない。

●５月24日（日）、晴れ時々くもり。気温26.8℃。「入院38日目」……。きょうは気分も、体調も、バイタルサインの数値も変

化なく、回復は順調である。唯一悩みなのが"ヒマ"なことである。こんなときは、本で資料を漁るのがいい。

●5月25日（月）、くもり。気温26℃。

「入院39日目」……。昨日、福岡に住む50代の女性がコロナを発症し、入院・加療後、退院したが、微熱が出て受診したところ「再陽性」が確認されたという。懸念が現実となってしまった。不活化したウイルスが再び活性化したということなのだろうか。もしくは、新たに出現が考えられる「変異株」による感染だろうか。

●このところのタイムスケジュールと生活リズムである。

6：00、起床。

6：25、テレビ体操。

6：35、リハビリ運動（1回目）。始めに「ラジオ体操第1・2」を行ない、次いで左右下肢の「振り子運動」を各10回。さらに「スクワット」をペットボトルを持って上下・左右に振りながら各10回。次に、相撲の「四股」を20回。ベッド上で「腹筋運動」を20回、「腕立て伏せ」を20回。寝転んで「自転車こぎ」を20回。その後、踏み台の「昇降」を20回。

7：15、朝のバイタルサインのチェック。

8：00、朝食。

10：30、リハビリ運動2回目（朝とほぼ同じ）。その後、読書・もの書き。

12：00、昼食。その後、少し食休みして、3回目のリハビリ運動（同上）。

14：00、シャワー。

17：00、夕方のバイタルサインのチェック。

18：00、夕食。

19：30、リハビリ運動4回目（内容は同上）。

21：00、消灯。

この合間に、差し入れしてもらった新聞に面白そうなテレビ番組に黄色のマー

カーを付けておいて視聴。NHKニュース、スポーツ番組など、1日平均2時間程度……。こんな感じであるが、退屈きわまりない。もっと、読書・もの書きに時間をあてようと思う。踏み台の昇降と飛び上がりは、とても下肢の筋力増強に役立ったと感じている。ゆっくりだが、下肢の太さが増してきた。

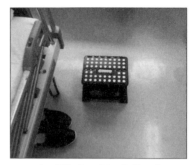

ベッドわきに置いた踏み台

●感染者が拡大し続けている世界にくらべ、日本は落ち着きを取り戻しているようにも見えるが、今後ふたたび感染拡大の可能性もある。街は少しずつ経済活動も再開しているようだが、見立てとしては、この新型コロナによる経済活動の脆弱化の影響は、1～2年、あるいは数年続くのではないかと思われる。

◆この日、首都圏1都3県と北海道の「緊急事態宣言」が解除され、これで全国の緊急事態宣言が全面的に解除された。この「緊急事態宣言」は、3月13日に成立した新型コロナウイルス対策の「特別措置法」にもとづく措置である。この日の東京都の新規感染者は8人。これで累計5,155名となった。重症者39名、死亡者2名。死亡者累計300名。東京も「緊急事態宣言解除」となった。全国の新規感染者は21名。重症者165名、死亡者13名。世界の新型コロナウイルスによる感染者はおよそ540万人、死者およそ34万人となった。死亡率約6%。

●5月26日（火）、くもりのち雨。気温25℃。
「入院40日目」……。携帯電話に、聞いたことのない人から電話があった。「NTTなんとか」と名乗っていた。電話の主によれば、「私」が何かの契約をしていて、その月々の費用が半年支払われてないので「払ってください。支払われないと裁判に訴える」というものだった。典型的な「振り込め詐欺」であ

る。「じつは、コロナ肺炎で入院している」というと、電話の主は驚いて「それは大変ですね、お大事に」といって電話を切ってしまった。それ以後、連絡がない。笑える話だが、誰のところでも電話はかかってくる可能性があるのだから気をつけないといけない。

・体調、気分ともに良好。

・バイタル数値は、体温：36.0℃、呼吸10〜12回/分、脈拍：68/分、血圧：111/72。spO$_2$（血中酸素飽和度）は98％と安定している。

●「面会について」だが、「何らかの方策が必要だ」と思っていたら、すでに実行しているところがあった。聖路加国際病院（東京・中央区）では、タブレット端末で患者と家族をつないでいた。また聖マリアンナ医科大学病院（川崎市）では、屋外のプレハブ面会小屋で患者と家族を機器でつなげたという。国立国際医療研究センター（東京・新宿区）も、感染症専門病棟で「iPad」を使える体制を整えていることを知った。これだと、患者と家族がオンラインで意思疎通することができ、画面越しに表情も見ることもできるし、言葉をかけることもできて、双方に心の支えになるかとは思う。

けれど、それがベストかといえば、やはり「対面」とは本質的に違う。手を握ってお互いの存在を確かめ合い、直接声を掛けあってつながっていることを実感するコミュニケーションとはやはり異質である。身体感覚（五感）が違うのである。1カ月以上も「カゴの鳥」状態にいる当事者（私）としては、直接触れ合うことでの「ぬくもり」「温かみ」が一番の心の安寧なのである。しかし、ガラス越しであれ、テレビ電話であれ、愛する家族・友人の声が届けば、それだけでもうれしいのも確かだが……。

●5月27日（水）、くもり。気温27℃。

「入院41日目」……。このごろ、食事が待ち遠しい。毎日、栄養科の方々がカロリーと栄養バランスを考えて献立をつくり、調理の方々がつくってくれるものと思い、もちろん自分が社会復帰のためにも毎日完食を続けていく決心

だ。そのせいもあってか、「体重」が徐々に増えてきて 55.5kg となった。

・気分は良好、体調もよい。

・バイタル数値は、体温：36.0、呼吸数：10〜12 回 / 分、脈拍：70 回 / 分、血圧：114/68。spO$_2$ は 98％で、いずれの数値も問題なしである。

●新型コロナウイルスは紫外線感受性が高く、紫外線照射によって死滅するという説がある。それを証明するため、病院から実験への協力依頼がきた。実験内容は、ルーチンの PCR 検査のときに咽頭拭い液を 1 本余分に取り、通常の 1 本は無処置でそのまま PCR 検査でウイルス定量に供し、他の 1 本はインビトロ（試験管内）で紫外線を照射したのちに PCR 検査に供し、ウイルスの数を調べるというものである。結果はコピー数（ウイルスの定量）で見るのだが、「無症状者」「軽症者」「症状が無くなった方」「重症者」「重症だったが治った方」の各数例を対象に調べた。

その結果、紫外線照射がウイルスのコピー数を明瞭に「減じる」（感受性がある）ことが判明した。すなわち「紫外線」がウイルス死滅に役立つというものだった。これらの結果から、大学と某会社が紫外線を使用したウイルス除去ロボット「UV バスター」を共同開発し、その内容が『毎日新聞』（7 月 18 日）で発表され、話題になった。記事は、「青白い光を放ちながら、待ち合いの椅子が間隔を空けて並ぶ病院の発熱外来を動き回るロボットの試作機。新型コロナウイルス患者を診る日本大学板橋病院で紫外線を照射し、壁や床などに付着したウイルスを除去している」……。

◆この日の東京都の新規感染者は 11 人、累計 5,176 名となった。世界の感染者数は 5,538,685 名となり、死亡者数は 348,832 名となった。これで 205 カ国・地域に広がった。うち感染者数が 5 万例を超えた国は 19 カ国。

　　　　　　　●5 月 28 日（木）、くもり時々晴れ。気温 25.8℃。
「入院 42 日目」……。今日の昼ごはんはおいしかった。天婦羅うどんで、エビ 2 本、茄子、サツマイモ、シシトウが付いていた。ただそれだけのことな

のだが、とてもうれしかった。

・バイタル数値は、体温：36.2℃、血圧：110/72、脈拍：66で、spO_2は98％と、このところ大きな変化はなく、気分も良好に過ごしている。

・レントゲン写真撮影もなく治療は前立腺肥大に対する薬の服用だけである。夕方、妻から「虹が出た」とメールで写真を送ってきてくれた。世間の風景を垣間見た気がした。妻のその配慮がうれしかった。

●新型コロナのあおりをくって、「失業者」が増えているという。社会的・経済的弱者ほど感染リスクが高く、所得（収入）が低いほど、単純労働に従事しているケースが多い。つまり、こうした層は在宅勤務やテレワークができる状況になく、外出自粛もできないことから、必然的に感染リスクが高くなる。このまま所得（収入）低下が深刻化して、生活ができない状態がつづけば破綻は目に見えている。最悪の場合……。どの雇用を守るのか、失業対策をどう強化するのか……。早急に適切な社会保障の実施が求められる。女性の自死が増えているとのこと、悲しいことである。

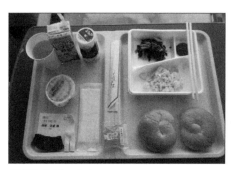

典型的な朝の食事
ミルクロールパン2コ、スクランブルエッグ（ケチャップ付）、ホウレン草とニンジンの炒めもの、ヤクルトジョア、デザートにミカンゼリー、差し入れ品でビーフジャーキーとチーズ鱈。食器はすべてディスポーザブルである。

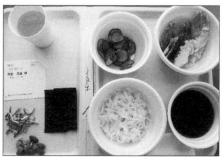

本日の昼食
天婦羅うどん。エビ、ナス、サツマイモ、シシトウが付いている。

6
PCRが陰性化しない日々

● 2020年5月29日（金）、晴れ。気温27℃。
「入院43日目」……。2N（コロナ軽症者病棟）に戻ってから3週間経過した
なか、"めまい"（眩暈）の発作に見舞われた。生まれて初めての経験で、谷
底に引きずり込まれそうな気分の悪さを味わった。

事の起こりは、前夜、夜中にトイレに起きて、その後、珍しく眠れなくなり、
本を読んだり、スマホで将棋やブリッジをしたりして、午前4時頃になって
ようやく眠りについた。そして、朝6時の起床時、まるで脳貧血を起こした
かのようなめまいに襲われた。しかも嘔気もあって、不快なことこのうえな
い、生まれて初めての経験であった。

「めまい」は、体のバランスを保つ機能に障害が起こると生じる。体の平衡を
つかさどる器官には、三半規管・耳石器・前庭神経・脳幹・視床・大脳皮質が
あるが、このどの部位が障害されてもめまいが起きる。「三半規管」がやられ
ると体が"回転する"ようなめまいが、「耳石器」（加速度や重力を司る）がや
られると"フワフワ"するめまいが、そして「前庭神経」が障害されると強い
「回転性」のめまいが起こる。脳幹が障害されても同じく回転するめまいが起
こる。一瞬、「耳石*が動いたのかな」とも思った。

「めまい」の感じを図にしてみたが、このように本当に天井が回るので、気持
ち悪く、嘔気もして、脳貧血時のようにトイレに行きたい感じがした。患者さ
んのめまいの訴えは、自分で体験するまではなんとなくわかったつもりであっ
たが、本当に大変だとつくづくわかった。

●「めまい」のことはすぐに主治医に報告され、めまいの薬（鎮うん薬）とし

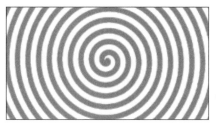

めまいの感じ
（イメージ）

て「メリスロン」（ベタヒスチンメシル酸塩：内耳の血流量を増加させる）が、嘔気止めの薬として「プリンペラン」（メトクロプラミド）が処方された。1日3回の服用で、めまいも嘔気もすぐ良くなったが、「めまいの薬だけはしばらく継続して飲むように」との指示があった。病名はやはり「良性発作性頭位眩暈」（頭を動かすときだけ起こる回転性のめまい）であった。睡眠不足も原因の一つかと思うが、ハッキリとはわからない。

めまいがあってか、この日だけ食欲がなかったが、体重の回復のこともあり、頑張って完食（全量摂取）したが、胃がもたれる感じがした。

・バイタル数値は、血圧：110/72、脈拍：66/分、体温：36.2℃。spO_2（血中酸素飽和度）は98％であった。血液検査は実施してないが、バイタルサインが正常範囲内だったので、あまり異常は出てないと考えられる。

◆この日の東京都の新規感染者は21人と、15日ぶりに20人を超えた。うち12人が感染経路が不明とのことである。こういうケースが今後ますます増えてくることが予想される。

　　＊内耳の耳石器にある耳石がはがれて三半規管の中に入り込むと「めまい」を発症する。このカルシウムの小さな粒子のことを「耳石」と呼ぶ。

　　　　　　　　　　●5月30日（土）、晴れ。気温27℃。
「入院44日目」……。前日の「めまい」（眩暈）・嘔気がウソのように消失し、完全回復とはいかないまでも、いつもの入院生活の日常が戻ってきた。
このところ、私自身のバイタル数値にはまったく問題なく、血液検査のデータにも異常を認めない日々が続いている。ただ、PCR検査でウイルスが陰性化

しないことだけが退院を妨げている。

・朝のバイタル数値は、血圧：106/70、脈拍：61/分、体温：36.0℃、spO₂（血中酸素飽和度）は98％でとくに問題なしであった。

・気分も良好で、これといった自覚症状もない。

●厚生労働省からの「退院基準」の通達が昨日（29日）一部改正された。それによると、発症日から14日間経過し、かつ、症状軽快後72時間経過した場合となった。一方、入院中の大学病院では「PCR検査で2回連続陰性が証明されれば退院可」とするという診断基準を厳重に遵守していた。私が大学の関係者ということもあり、もし厚労省の基準で退院させて、家族内感染が起こったり、さらに患者さんに感染させたり、さらには住居近くでクラスターが発生しないという保証はない、というスタンスであった。それも「無理もない」と受け入れて待つことにした。私自身が医師であることから、せっかく死の淵から生還できたのだから、ここで焦って退院しても何もよいことはないと判断した。

●入院から6週間以上が過ぎたが、思うように体重が戻らない。55.5kgから増えないのである。その原因は「入院食」にあると考えた。通常、成人男性の1日の摂取カロリーは2200 ± 200キロカロリー（Kcal）である。それが入院食では1日の総カロリーが平均1600〜1700Kcal程度である。体重が増えないのも「無理ない」と思った。

●私は糖尿病・代謝の専門医でもあることから、ときどき患者さんに「教育入院*」（1週間）を勧めるが、「この食事（1600〜1700Kcal）なら糖尿病の患者さんの状態が良くなるはずだ」と痛感した。また、糖尿病の患者さんが、がんの手術を受けたり、心臓の手術を受けたりすることも多々あるが、そのときにも、代謝状態がとてもよく改善して退院してくるのも納得できた。

そこで体重を増やすために、一般食にプラスして「タンパク質」（筋肉の減少をカバーするために、運動に加えて良質のタンパク質が必要）を多く含む食材の「差し入れ」を、まだ交通事故の障害が癒えない妻に心苦しく思いながらお願いした。寿司などの生モノは差し入れは「不可」、ステーキや生ハムも不可、

カマンベールチーズ、ウナギもダメなので、チーズ・スティックにタラ（鱈）の付いたもの、ビーフジャーキー、イワシ（鰯）や牛肉のカン詰などを差し入れてもらった。こうして再び、毎日「完食」の日々が始まった。

●5月31日（日）、くもり。気温25℃。
「入院45日目」……。この日で5月も終わりである。入院してはや45日が経過した。その間に、ずいぶんと「日の出」が早くなった。4時半頃には太陽が昇る。
・朝の定時のバイタルサインの測定で、数値（体温・呼吸・脈拍・血圧など）に何ら問題なく、一昨日のめまい・嘔気も完全にとれて、体調にもまったく問題はない。spO_2（血中酸素飽和度）も97〜99％であった。
●5月26日（火曜の定期的撮影）にポータブルレントゲン撮影装置での胸部レントゲン写真では、主治医から「改善著しい」とのお言葉をいただいた。
もうこの頃になると、新型コロナウイルス感染症への治療はなく、主治医に「早く退院したい」と希望を伝えたが、どうなることやら……。5月に2N（軽症者病棟）に戻ってきてから、週3回のPCR検査をしてくれているが、なかなか「陰性」にはならない。
●この日、昔の知り合いのKさんからショートメールで連絡があった。だいぶ前になるが、アメリカ留学時代にお世話になった大家さんが日本に訪ねてきた時に、案内をしている最中、財布を落としてしまった。それを拾ってくれた

のがKさんであった。この7～8年、音沙汰もなかったが、1～2年ほど前にKさんが舌癌を患い、相談されて「がん研有明病院」へお見舞いに行ったことがあった。久しぶりに治療経過を報告してくれたのだったが、私が新型コロナに罹患して入院していることを知ってたいそう驚いた様子であった。

●今日のお昼は、天婦羅と蕎麦。けっこう豪華である。慣れとは恐ろしいもので、毎日の食事がこんなに「待ち遠しい」ものとは思ってもみなかった。少しくらい味が薄くても、肉がなくても、栄養士さん・調理師さんたちが安い給食費から、考えに考えて、栄養バランス、カロリーを計算して、いかに美味しくするかとの配慮が痛いほどわかった（追記：退院した日、栄養科の部屋へ行って、「心づかいありがとうございました」とお礼を言った。すると対応された栄養科のチーフさんは、「患者さんがここまで来てお礼を言われたことはなかったので」といって、とても驚いていた）。

●世界の新型コロナウイルス感染者数は6,054,187人、死者は368,711人となり、死亡率は6％。一方、日本では16,898人の感染者に対して、死者898人、死亡率5.3％と、「死亡率」が低い。これにはいろいろな要因（良好な公衆衛生環境、少ない経済格差など）があると思うが、アメリカ・ブラジルなどは、低所得・非衛生的環境・政府の方針が全土に行き渡らないことなどが「死亡率」に影響していると考えられる。

●東京都の小池知事が「with Corona」と言っていたが、これはコロナウイルスの完全排除が無理なことを悟ってのことなのか、それとも「コロナウイルスと共存して人類は生きていこう」という宣言なのか……。都の担当者たちも、新型コロナに対しては「手探り」状態であり、発言は政府・分科会の尾身茂会長からのメッセージ次第となっている。尾身会長でさえ政府の意向を無視はできないので、純粋医学的な判断だけでアナウンスがされているわけではないと感じている。

●6月1日（月）、くもり時々雨。気温21℃「入院46日目」……。今日から6月。この日の「日の出」は4時27分。6時02分に茨城県北部を震源地とする最大震度4の地震があり、東京は震度2であった。この日も変わらず、体調はよく、気分も良好で、バイタル数値にもとくに変化はなく、正常範囲内である。しかし、残念ながら5月29日（金）のPCR検査は「陽性」であった。

●この最近、時間ができたこともあるが、思索する余裕が出てきた。そこで、かねてから気になっていたことを整理し、検証してみたい課題がある。それは志村けんさんのことだ。志村さんの突然の訃報は社会に大きな衝撃を与え、新型コロナウイルスの怖さを再認識させた。志村さんはNHKの「朝ドラ」（「エール」）にも出演中で、「俳優」としてのこれからを期待されていたという。だが、無情にもその死はとつぜんにやってきた。

志村さんが新型コロナ肺炎で亡くなったときのことは、入院前に新聞記事や週刊誌（週刊文春・4月9日号）の記事などで知っていた。そこで、志村さんと私（岡野）の「何が」「どう」違っていたのか、そして何が「生死」を分けたのか、それを検証してみたい（敬称略）。

●以下に志村さんのケースを示す（所属事務所からマスコミ向けに発表された経緯）。

3月17日：発症（倦怠感の症状あり、自宅で静養）

19日：発熱（呼吸困難症状あり）

20日：入院（訪問診察の医師の判断で病院に搬送、重度の肺炎と診断され、PCR検査を受ける）

23日：陽性判明

24日：人工心肺装置が必要と判断され、新宿区の病院に転院。

29日：死去。

【初期症状（発症）】

岡野：初めは、発熱と倦怠感、軽い咳のみで、嗅覚障害・味覚障害などはまっ

たくなかった。

志村：倦怠感の症状があり、自宅静養（3月17日発症日）。発熱・呼吸困難の症状が出現（3月19日）。

●家政婦さんによれば、「志村さんの家に行ったのは19日、病院に行く前日のことでした。すでに体調は思わしくなく、（発熱や呼吸困難の）症状があって、事務所の方や主治医の先生に電話しました。その後、志村さんは私に『迷惑かけちゃった』と申しわけなさそうに話していました。自分を心配するより周囲を気にかけて、『誰かにうつしちゃいけない』『一切、被害が出ないように』ともおっしゃっていた」（同誌）。主治医によれば、「20日の14時頃、自宅に到着するとサチュレーション（酸素飽和度）がかなり下がっていて、すぐに救急車を呼ばなければならない状態だった。上限の毎分10リットルの酸素を吸入しながら病院に直行しましたが、それほど体内の酸素がたりてなかった」「意識はありましたが、ほぼ喋れず、かなり危険な状態だった」（同誌）。

●志村さんの場合は、初めから新型コロナウイルスによる肺炎が前面に出ていて、すぐ重症肺炎に移行している。一方、私は軽度の肺炎が数日あってから、重症肺炎に移行した。当初、咳と血痰はあったが、重篤な呼吸困難は自覚してなかった。

■ 入院時所見

岡野：入院時の胸部CT検査ですりガラス様陰影が周辺の何か所か軽度に認められ「軽症」との診断であった。

志村：救急搬送された病院で「重度の肺炎」と診断され、国立国際医療研究センターに転院。

●新型コロナウイルスによる肺炎のCT像は、初めは軽度のもので、すりガラス状陰影が散在性（あちらこちら）に、とくに胸膜下（肺の周辺部）に限局して見られるが、病勢が進行して重症になると、肺全体に病変が広がり、呼吸困難となる。

■ 入院後

岡野：入院後3〜4日してから咳と痰が出てきたが、「アビガン」（抗インフ

ルエンザウイルス剤）が効いたのか、熱が下がってきた。ところが 7 日目に、急速に spO$_2$（血中酸素飽和度）が低下し、呼吸不全となった。しかし意識混濁はなく、少し「ぼーッ」としている程度であった。

志村：新型コロナウイルス検査で「陽性」が判明（3 月 23 日）。容体が急変し、3 月 29 日午後 11 時すぎに死去。

●志村さんの臨床経過が詳しくはわからないので何ともいえないが、やはり何といっても診断と治療の時期が早いか遅いかで運命が分かれる感じがする。私の場合には、発熱・高熱から PCR 検査で陽性の結果が 1 日で出て、即入院でき、その日から治療が始まった。一方、志村さんの場合は診断も遅れ、治療も開始が遅れたような気がする。その結果死亡となった。

■ **陽性証明期間**

岡野：発症して PCR で陽性が証明されるまでの期間は 5 日間。

志村：発症して PCR で陽性が証明されるまでの期間は 7 日間。

●新型コロナウイルス感染症かもしれないと、本人または医師が気づくかどうか、またすぐに PCR 検査が受けられるかどうかで、予後が変わってくる。

■ **基礎疾患**

岡野：前立腺肥大。

志村：肺に基礎疾患の既往歴あり。2016 年に肺炎。2019 年、体調不良（下血とも）を訴え救急搬送。2020 年 1 月胃のポリープ除去手術（同上誌）。

●志村さんは肺に既往症があり、そのため重篤化する危険性が高く、新型コロナウイルス感染の疑いがあった段階ですぐに検査し、適切な医療体制のある病院で治療を受ける必要があった。

■ **呼吸困難**

岡野：呼吸困難はあまり感じなかった。

志村：当初から「呼吸苦」を訴えていた。

●この違いは病変の拡がりの大きさによるものと思われる。

■ **重症肺炎になるまでの期間**

岡野：PCR 陽性から 5 日目。

志村：発症から4日で入院、即「重症肺炎」の診断をされてPCR検査を受け、3日後に陽性判明。

■ 肺炎治療

岡野：酸素マスクのみであった。

志村：転院後、直ちに「ECMO」を装着しないといけない状態であった。

●重症化から回復しない場合、数日のうちに呼吸不全は自覚症状として「呼吸困難」へと進行し、深刻な炎症に陥った心肺は機能しなくなるため、ECMOの装着が必至である。しかし、ここまで至ると約8割の患者は意識を消失し、命を落とすといわれる。残念ながら志村さんは酸素と炭酸ガスの交換を行なう場である「肺胞」での機能、すなわち「心肺機能」を失っていたと思われる。

■ 重症度

岡野：呼吸器症状は、軽い咳と血痰、深呼吸ができない程度であった。

志村：呼吸不全から全身性血管内凝固症候群（DIC）を発症したと思われる。

●志村さんは"あっ"という間に「全身性血管内凝固症候群」が起こり、肺ばかりではなく、肝も膵も腎も、つまり「多臓器不全」に陥ったと考えられる。全身性血管内凝固症候群は、全身の血管の中で血小板の凝縮が起こり、毛細血管では血流が停止し、中等度以上の太さの血管では血栓が多数形成されて、各種臓器への血液供給が途絶え、多臓器不全を引き起こす。

■ 喫煙

岡野：喫煙経験あり（若いころ吸っていたが40年以上前にやめている）。

志村：喫煙経験あり（ヘビースモーカーだったともいわれる）。

●喫煙(タバコ)も重症化リスクの一因である。志村さんは喫煙による肺機能の低下がベースにあったと考えられる。新型コロナウイルスは「アンジオテンシン変換酵素2」（ACE2）受容体（レセプター）を介して標的細胞に侵入し、感染する。このACE2受容体は肺に近い気道の奥にも分布しており、この受容体を介して体内に侵入する。この受容体の数（発現量）が喫煙者では増加することから、喫煙者は新型コロナウイルスが気道から体内に入りやすく、重症化しやすいのではないかと考えられている。

また「COPD」（慢性閉塞性肺疾患）でも同じことがいえ、その気道上皮、すなわち気管から細気管支領域のみならず肺胞においても ACE2 の発現が増加する。通常、気管や気管支の表面は粘膜で覆われており、ウイルスなどの異物を体外に排出する線毛やウイルスを攻撃する免疫システムが備わっている。ところが、COPD では気道の炎症によって線毛がなくなったり、粘膜そのものがはがれ落ちたり、免疫機能が低下するなどして、ウイルスが簡単に侵入しやすくなるため、いったん罹患すると重症化しやすい。COPD の重症化は、現在喫煙している人のみならず喫煙経験者でも同様のリスクがある。ちなみに、わが国では COPD の原因の 90％が「喫煙」である。

■ 飲酒

岡野：毎日、晩酌に缶ビール（350ml）1 本と、時に、それに日本酒 1 合を嗜む。「百薬の長」の飲み方と自負している。

志村：愛飲家だったようである（同上誌）。そのため肝機能、糖尿病、免疫力などへの影響が考えられる。

●アルコール摂取によって新型コロナウイルスの感染から身を守ることができるといった情報にエビデンスはない。むしろ過度な飲酒や深酒は免疫機能の低下につながる。またアルコールの過度の摂取はコロナによる死亡リスクの高い心血管疾患や肺疾患などの経過、治療効果の低下につながるおそれがある。

■ 運動

岡野：ふだんからスポーツをしていた。若いころから、日頃、テニス・ジョギング・ゴルフなど、アウトドアスポーツに慣れ親しんできた。今回のコロナに感染する数年前には、肺活量も 5000cc 以上あり、1 秒率も 98％と、肺年齢は 40 歳台であった。ただし、新型コロナ感染症から回復して、退院後 2 カ月で肺機能を調べたところ、肺活量は 4000cc 程度、1 秒率も 80％と落ちていたが、それでも肺年齢は 56 歳であった。

志村：1 日 1 時間のウォーキングを日課にしていたという（同上誌）。どの程度の心肺機能だったかはわからない。

●高齢者は、筋肉の衰えや筋肉量が低下し、脆弱化している場合が多い。くわ

えて外出自粛により、在宅生活が多くなることから、身体的・認知的・社会的能力の低下、脆弱化が懸念される。筋肉の減少は全身の血流を悪化させ、免疫の機能を低下させる。私の場合、前述したように、ふだんからアウトドアで鍛えていたことから心肺機能は十分に健康であった。志村さんは1日1時間のウォーキングを日課にしていたということだが、心肺機能の低下があったのではないかと思量される。

■ **年齢**

岡野：高齢者・男性（75歳）。人の年齢は暦どおりにはいかない。登山家として知られる三浦雄一郎さんは、80歳を超えてもエベレストへ登る意欲をもって体力・精神力を鍛えていた。高齢といっても、60歳ですでに元気のない人もいるし、80歳でも若者に劣らない活動的な人もいる。私の場合には、見た目には髪も黒いし、体力も同じ75歳と比べればかなり自信はあるほうである。外見が若い人は「中身も若い」というのが、私の未病専門医としての見識である。

志村：高齢者・男性（70歳）

●新型コロナ感染症の最大のリスク因子は「加齢」である。志村さんも私も高齢者（65歳以上）であった。免疫機能は年齢とともに低下し、若いころは簡単に治っていた病気でもなかなか回復しなくなる。これは加齢とともに自然免疫系の機能（働き）が低下するためである（「免疫老化」という）。原因はT細胞の機能低下にある。

これまでの研究から、加齢によって自然免疫系より獲得免疫系のほうが、免疫機能の低下が著しいことがわかっている。免疫応答には、①どの病原体にも同じ攻撃をくり出す「自然免疫」と、②病原体ごとにその特徴を記憶して攻撃する「獲得免疫」がある。高齢化によって男女とも獲得免疫が弱まり、自然免疫が優勢になる傾向があるが、男性は女性よりもこの傾向が顕著といわれる。研究によると、男性では獲得免疫を担う「キラーT細胞」と呼ばれる免疫細胞の活性が落ちるほど重症化しやすいことがわかっている（エール大学）。つまり、男性では加齢とともに「獲得免疫」が低下し、重症化リスクが上昇する。

その結果、死亡率も高くなるのである。しかも高齢者は、何らかの基礎疾患（慢性閉塞性肺疾患：COPD・慢性腎臓病・糖尿病・高血圧・脳心血管疾患・肥満など）をもっていることが多く、これらの疾患はコロナに感染した際に重症化しやすくなる。感染のしやすさは年齢によらないが、死亡率や病状の進展度は高齢者でより高いことがわかっている。ちなみに、コロナによる死者は、ほぼ60代以上で、80代以上が過半数を占める。（編集部）

【総合評価・解説】

●私の場合、運が良かったに尽きる。「診断－治療」がすぐに開始できたことが一番の違いである。発熱の症状が出て、ただちに新型コロナウイルスの検査ができ、結果もすぐに出て、即入院できたことも予後を良好にしたと考えられた。志村さんの場合、自宅待機（4日待機ルール）を守って、「診断－治療」の遅れにつながった感が否めない。「誰より真摯に笑いと向き合い、誰からも愛された希有のコメディアンだった」（同上誌）。心よりご冥福を祈りたい。
2020年4月頃はまだ新型コロナ感染症の治療法も確立されておらず、主治医グループも「手探り状態」だったと思われる。そうした状況の中で、とにかく治療に良いと思われる方法を提示してくれ、私もそれに全面的に賛成してお願いした。それがすべて功を奏したと考えている。

●6月2日（火）、くもり。気温26℃。
「入院47日目」……。このところ、ときどき夜中に鼻が詰まることがある。昔からあった慢性副鼻腔炎によるものと思われた。主治医にそのことを訴えると、抗生物質（セフェム系）が処方された。
・気分は上々、自覚症状もなく、バイタル数値も異常なしである。
・炎症反応を示すCRPは0.1以下で、WBC（白血球）も4900と正常範囲内である。
・体重測定の結果、55.5kgで変わりなし。それでもICU（集中治療室）から

戻り、3週間少々で53kgから2.5kg増加できたのは上出来か。

●週3回のPCR検査を実施しているが、まだ陰性化しない。「なぜだろう？」……。ウイルス陰性化を促進させる手段はないものかと、主治医とディスカッションしたが、よい方策はみつからず、結局は「自分のウイルス排除力に頼るしかない」という結論になった。

●病院は、PCR検査の基準をかたくなに順守するばかりで、厚生労働省が「退院の基準」を変更（発症日から14日間が経過し、かつ症状軽快後72時間経過した場合としている。ただし、これは有症状の場合の適応である）していたのにもかかわらず、PCR検査で「2回連続陰性が退院の絶対条件」であるといって、決して退院を許してくれなかった。

そこで調べてみると、やはり私以外にもPCR検査がなかなか「陰性化」しないことで、無症状であっても退院させられない症例の増えているらしく、問題となっていることがわかった。しかし、PCR検査の「陽性」が必ずしも「感染性あり」とはならない可能性があるため、PCR検査の陰性結果とともに、発症および症状消失からの日数を参考に退院を判断する「Symptom-based strategy」の導入が検討されたということであった。いずれにせよ、1日でも早く安心して退院させられるようなエビデンスが求められる。

◆この日、東京都は接待を伴う飲食店の従業員や客の感染が相次いでいることから、感染者が増加傾向にあるとして「東京アラート」を初めて発動し、警戒を呼び掛けた（11日に解除）。小池知事は「とくに夜の繁華街などリスクの高い場所は十分注意していただきたい」と述べていた。

●6月3日（水）、くもり。気温28.5℃。

「入院48日目」……。きょうは定例の週3回のPCRの検査日である。そのおり、月曜日（1日）のPCRの結果は「陽性でした」と担当医から告げられた。残念……。

・朝のバイタルチェックのおり、担当の看護師さんと話しているうち、彼女が

昔、お父上の関係でドイツに居たことを知った。看護師の世界も帰国子女もいて、だいぶグローバルになってきた。

・体調、気分ともに良好で、バイタル数値にも特筆すべき変化はない。

・午後2時過ぎにシャワー。この日も、朝・昼・夕食ともに完食であった。

●妻から交通事故の後遺症で、右腕が不自由で「台所仕事ができない」との嘆きとともに、「同級生がステーキの差し入れをしてくれた」と連絡があった。有難いことだと感謝した。

　　　　　　　　　　　　　●6月4日（木）、くもり。気温27.6℃。

「入院49日目」……。今日、6月4日は「歯と口の健康週間」である。むかしは「6（む）4（し）」にちなんで、「むし歯予防デー」といっていた。自分の歯で噛むことで、脳が刺激され、血流が増加する。それがひいては認知症を予防し、進行を遅らせる効果が期待できる。歯科医師会は「80歳で20本の歯を残そう」（8020運動）と呼びかけている。そのためにも、適切なセルフケアの習慣づけと定期的な歯科検診を心がけたい。

・今週も月・水と続けてPCR検査が「陽性」であった。少し滅入る。

・体調、気分ともに良好で、バイタル数値に特段の変化はない。

【重症化リスク】

●志村さんの関連で、「重症化リスク」のある疾患および「リスクファクター」を調べてみた。志村さんと私の共通のリスクファクターは「高齢者」であったが、最大の違いは「肺疾患」の既往で、志村さんは肺機能の低下が基礎にあって重症化したものと考えられる。

アメリカのCDC（疾病管理予防センター）は、年齢にかかわらず重症化リスクが高くなる基礎疾患として、がん、慢性腎疾患、COPD（慢性閉塞性肺疾患）、臓器移植による免疫不全状態、BMI（体格指数）30以上の肥満、重篤な心疾患、鎌状赤血球症、2型糖尿病を挙げている。また基礎疾患の重症化リ

スクを「数値化」したものが以下である。

・がん……重症化リスク 3.6 倍
・慢性腎疾患……入院リスク増加
・COPD（慢性閉塞性肺疾患）……重症化リスク 5.7 倍
・固形臓器移植による免疫不全状態……致命率上昇
・心不全・冠動脈疾患・心筋症……重症化リスク 3.4 倍
などとなっている。ほかにも、
・喘息……入院リスク 1.5 倍
・高血圧……入院リスク 3 倍
・肥満（BMI：体格指数：30 以上）……死亡リスクが 1.5 倍
・肥満（BMI：体格指数 30 以上）……入院リスク 3 倍
・重度の肥満（BMI：体格指数：40 以上）……入院リスク 4.5 倍
・糖尿病……入院リスク 3 倍
・慢性腎臓病……入院リスク 4 倍
・2 つの基礎疾患……入院リスク 4.5 倍
・3 つ以上の基礎疾患……入院リスク 5 倍（基礎疾患とは、喘息・肥満・糖尿病・慢性腎臓病・重度の肥満・心血管疾患・脳卒中の既往・COPD を指す）

（出典：CDC 資料より改変）

●6 月 5 日（金）、晴れ。気温 29.9℃。

「入院 50 日目」……。緊急事態宣言の延長を受けて臨時休校が続いていたが、6 月に入って多くの学校で再開したようだ。「子どもは未来である」と言ったのは、東大の小児科教授で国立小児病院の院長を務められた小林登先生（1927〜2019）である。そこには、未来の世界の中で生きてゆくのはわれわれ大人ではなく「子どもたちである」という先生の思想が込められている。コロナ禍にあっても、子どもたちの健やかな成長を願うばかりだ。
・体調、気分ともに良好である。熱は平熱（36.1℃）で、血圧・呼吸・脈拍も

正常範囲内である。spO$_2$（血中酸素飽和度）は98％であった。

・このところ、2〜3日に1回、シャワーを浴びている。朝一番で看護師さんから「本日は何時に入りたいか？」と質問がくる。

●「肥満は重症化するリスクを増加させる」……。イギリスの公衆衛生庁（PHE）は、新型コロナに感染すると「BMI」（体格指数）が35〜40の肥満の人は、そうでない人に比べ、死亡する可能性が40％増加すると発表している。それによれば、BMIが「40」を超えるとリスクは90％増加するという。「ではなぜ、肥満者は重症化しやすいのか？」……。感染症になると炎症性サイトカインの分泌が増え、ストレスによるインスリン拮抗ホルモンの分泌も増加し、血糖を下げるインスリンが効きにくくなるインスリン抵抗性になり、血中のインスリンのレベルが高くなりやすくなるためと考えられている。とくに内臓脂肪が過剰に蓄積した肥満者では、内臓脂肪組織内に慢性炎症が生じていて、放出される炎症性サイトカインが血管病変を引き起こす。こうした慢性炎症状態でウイルスに感染すると、感染をキッカケに内臓脂肪の炎症が急激に悪化し、大量のサイトカインが放出され、より重症化しやすいと推測される。さらには内臓脂肪型肥満者は腹腔内や皮下に大量の脂肪を蓄えているため、胸部が膨らみにくく、呼吸が浅くなる。このため血液中の「酸素濃度」が低下することから、肺炎にかかった際に重症化しやすいと考えられている。

●この日、北朝鮮に拉致された横田めぐみさん（拉致当時13歳）の父・横田滋さんが死去したとの報道。享年87。25年間、愛娘を探しつづけ、「もう一度、めぐみちゃんに会いたい」との思いも、願いもかなわなかった。何とも切なく、胸が痛む。ご冥福を祈りたい。

●6月6日（土）、くもり。気温28℃。

「入院51日目」……。入院から今日で7週間が経過。ICUからコロナ軽症者病棟（2N）に戻って1カ月が過ぎた。主治医の話では、新宿の「国立国際医療研究センター」での、重症肺炎の回復患者でPCR陰性化まで2カ月半か

かった症例があるとのことだった。そんな記録は更新したくないものだ。
「この先、まだ入院生活が続くのか」……。そう思うと気が滅入ってくる。救いなのは、妻が波はあるが、少しずつ元気になってきていることだ。

・体調、気分ともに良好で、自覚症状も特筆すべきものはない。バイタル数値にも特別の変化は見られない。

●ここ最近のタイムスケジュールである。6：25にテレビ体操、その後の独自のリハビリ運動、筋トレなどして朝食。昼までは執筆、読書などで過ごし、12：30に昼食。13：45〜14：15までリハビリ運動、14：30〜15：00にシャワー。浴槽には入れないのはこの病棟の厳しさを表している。

●イギリス政府の発表によると、新型コロナで亡くなった人が4万人に達したとのこと。4万人を超えたのはヨーロッパで初めてだという。要因は、先に感染拡大が広がったヨーロッパ各国に比べて、行動制限をともなう「ロックダウン」（都市封鎖）に踏み切るのが遅かったとの指摘だ。日本もいずれ「行動の変容」を求めるばかりでなく、「行動制限」といった何らかの強い決断が必要になる時期が来るのだろうか。

●世界保健機構（WHO）が「マスク着用」について指針を示した。それによれば、感染が拡大する地域で人と人との距離がとれないときには着用を推奨する。同時に、布マスクは異なる素材で3層以上の構造とする基準も打ち出した。外側は防水素材で、内側は吸水性の素材、真ん中はフィルターになる素材がいいらしい。マスク着用のエビデンスについては別に考えてみたい。そういえば、あの安倍さんの「マスク」はどうなったのだろう。

◆この日の東京都の新規感染者は26人。これで累計5,364名となった。重症者26名。全国の新規感染者は46名。重症者98名、死亡者2名。東京では、今は毎日のコロナ感染者は10〜20人程度で済んでいるが、厳戒態勢が解かれると、また感染者が急増すると思われるので心配である。

●６月７日（日）、くもりのち晴れ。気温 27.2℃。「入院 52 日目」……。夕べ（6 日）、テレビで「ジャングルブック」の CG 版を見た。ひとり、ジャングルに取り残されたモーグリが、さまざまな動物と出会い、成長しながら自分の生き方を模索していく。人間はジャングルの希望なのか、それとも脅威なのか。「ジャングル」を「自然」に置き換えてみると、考えさせられる。

・朝のバイタルサインの測定では、特別な変化、異常は見られなかった。とくにこれといった症状もなく、体調もいい。食事ももちろん完食であった。

●「糖尿病」と重症化リスクについて考えてみた。もともと、糖尿病があると、とくに血糖値のコントロールがよくないと感染症にかかりやすく、重症化しやすいことは知られているところである。新型コロナでも同様で、血糖値が上がると免疫機能を担う白血球の働きが低下し、新型コロナに感染しやすく、重症化しやすくなる。というのは、糖尿病患者では自然免疫・獲得免疫ともに障害されるため、高血糖あるいは糖尿病状態では貪食能力やナチュラルキラー（NK）細胞による殺菌活性が低下するだけでなく、抗原抗体複合体への補体の結合能も落ちるため、感染しやすくなると考えられる。

●糖尿病と新型コロナ感染症は双方向性の関係にあると推定されている。つまり、糖尿病そのものが新型コロナ感染症の重症化を促し、またコロナの感染によりインスリン抵抗性が強まり、糖尿病が悪化しやすくなる可能性がある。ただし、年齢によらず血糖コントロールが良好であれば新型コロナによる合併症のリスクが高まることはないともいわれ、1〜2 カ月の平均血糖値を示す HbA1c（ヘモグロビン A1c）が適度（7% 以下。正常値：4.5〜6.2%）に保たれていれば、重症化のリスクは糖尿病でない人と同程度であることが確かめられている。

●６月８日（月）、晴れ。気温 28.3℃。「入院 53 日目」……。入院中は家族ばかりか、誰とも面会はできない。妻や

親戚・友人の誰かがせっかく差し入れに来てくれても、看護師さんが守衛さんのいる受付まで取りに行ってくれて荷物を部屋に届けてくれるだけである。

それではあまりに不憫と思ったのか、この日、看護師さんが空いてる病室の外に面した窓際へ誘導してくれて、差し入れの帰りの妻と窓越しに、2階と1階の遠さだったが、手を振って元気にしているところを見せることができた。私の姿を見て、妻もようやく安心したようだった。

・午後のシャワーのとき、少しだけ頭痛がしたが、夜になり治った。ほかはいつもと変わりなし。

・バイタル数値も大きな変化はなく、すべて正常範囲内である。

●新型コロナ感染症の特徴として、これといった症状がないのに「においがしなくなった」（嗅覚異常）とか「味がわからない」（味覚異常）といった事例が数多く報告されている。なかには「ヘンなにおいがする」「今までとは違うにおいがする」と訴える人もあり、女性に多いという。私は嗅覚異常も味覚異常もなかったが、初期症状として、他の症状（のどの痛み・咳・鼻水・熱・だるさなど）がなく、先行して急に「匂い」の異常や「味」の異常が生じた場合、コロナに感染した可能性が高いと考えられる。鼻炎の症状がないのにもかかわらず、突然に重度の嗅覚異常が生じた場合には強くコロナ感染が疑われる。

嗅覚障害のメカニズムは、まだ不明だが、嗅神経の機能の障害が考えられ、また味覚の障害に関しては、舌の感覚をつかさどる「味蕾」や「味神経」への新型コロナウイルスによる障害が考えられるという。

♦この日の東京都の新規感染者は13人。全国の新規感染者は21名。世界の感染者が、24時間で最多の13万6000人増加したとのこと。恐ろしいスピードで拡大している。

　　　　　　　　　　　　●6月9日（火）、くもり。気温31℃。

「入院54日目」……。今日、定期的採血と胸部レントゲン写真撮影が行なわれた。レントゲン写真の結果は、明日知らされる。

・血液検査の結果は、炎症反応を示す「CRP」は 0.1 以下で、「WBC」（白血球）は 4,600 で、ともに正常範囲であった。

・ヘモグロビン（Hb）値は一時 12 台まで下がっていたが、14.4 に回復していた。

・肝機能、腎機能も異常なしで、凝固系検査も異常は認められなかった。

・体調も気分も良好で、バイタル数値にも著変はない。

・肝心の PCR 検査だが、直近の 8 日の検査はまたしても陽性であった。

●「嗅覚」は人間にとって危険を察知するための、警報システムであり、生存するのに必須の感覚である。それとともに、嗅覚が失われると、たいていは食事の楽しみも奪われる。匂いは味と食欲の双方と密接につながっているからだ。嗅覚の突然の消失は「生活の質」（QOL）を低下させ、社会的な孤立（社交機会の喪失）や、喜びを感じられなくなる（無快感症）おそれがある。重要なことは、「匂い」は記憶や感情と密接につながっていて、精神面の健康に重要な役割を果たしているということである。

●「匂い」で思い出したのが、ヘレン・ケラー（1880〜1968）である。彼女は 2 歳の時、盲聾唖（もうろうあ）という 3 重の障害に見舞われたが、アン・サリバン（1866〜1936）の献身的な指導によりハーバード大学を卒業（1904 年）、以後世界各国を訪問し、身体障害者の援助に尽くした。ヘレン・ケラーは、田舎のある旧家を「匂い」で知ることができたという。

「匂いとは、強力な魔術師であり、千里の距離を乗り越え、また私たちが生きてきた年月も乗り越えてしまう。果物の香りをかぐと私は南部のわが家を思い出し、また子どものころ、桃を植えた果樹園の中で遊び戯れたことを思い出す。一瞬で消えさるとらえようもないものでありながら、喜びで心を浮き立たせたり、苦しかったことを思い出させて胸を締めつける匂いもある。匂い、と考えただけで私の鼻いっぱいに香りが広がり、過ぎ去った夏と、はるかかなたの実りをつけた畑の甘美な思い出が蘇ってくる」……。

●6月10日（水）、晴れ。気温31.4℃。
「入院55日目」……。看護師さんによれば、外気温は30℃を超えたそうだ。
病院の個室はエアコンが27℃にコントロールされていて、快適である。風量
調節で「最大」にすると寒いくらいである。
・昨日のレントゲン写真と本日の胸部CT検査では、新型コロナに特徴的なす
りガラス状陰影は薄くなり、ほぼ「90%」の回復が認められた。
・体調も気分も良好で、spO₂（血中酸素飽和度）も、バイタル数値も特に変
化はなく、すべて正常範囲内である。
●この日、われわれの先輩である「川崎病」を発見した川崎富作（かわさき・
とみさく）先生が亡くなった。「川崎病」は1967年に、小児科医の川崎先生
が発見した乳幼児の急性熱性疾患で、4歳児以下の乳幼児に多い。いまでも全

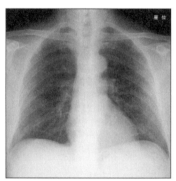

6月9日のレントゲン写真
ほぼ正常範囲内の画像である。

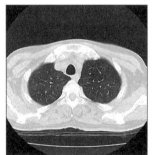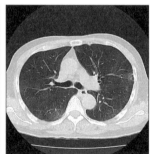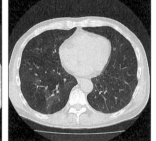

6月10日のCT像　肺炎の痕跡が数カ所、胸膜下にわずかに残る、ほぼ正常範囲内の画像である。

国で年間1万人が発症しているといわれ、原因は不明だが、カビ・細菌・ウイルス・リケッチアなど、病原微生物の体内への侵入が過剰な免疫反応（自然免疫）の引き金になっているともいわれる。

その「川崎病」で思い出した。1970年代から80年代の初めのことである。私の所属していた日本大学医学部第1病理学教室の前教授であった濱島義博先生が、川崎病の原因がある種の「リケッチア」であるとの説を唱えていた。その話を私の留学先のVanderbilt大学で講演するので、「準備して欲しい」と要請があった。当時、濱島教授は京都大学におられ、大学から派遣されて行くので「よしなに頼む」といわれて、準備してお待ちしていた。そのころ、アメリカでは川崎病はあまり注目されておらず、知らない医師も多かった。そこで、「日本の有名なオートバイメーカーの"カワサキ"を話の枕に使ってみたらいかがですか」と提案したところ、濱島教授は即座にその案を取り上げて、講演のイントロでそれを使用した。これで聴衆を惹きつけ、話が盛り上がったのはもちろんである。

●6月11日（木）、くもりのち雨。気温30.5℃。

「入院56日目」……。きょう、「梅雨入り」の報道があった。蒸し暑い日が続くとの予報。熱中症に気をつけるよう、妻にも言っておこうと思う。大雨にも警戒が必要だ。コロナ禍でベッドでの梅雨というのは初めての経験である。

●国立国際医療研究センターによると、重症例でサイトカインストームに「アクテムラ」を使用した症例で、PCR検査で陰性化するのに時間がかかる傾向があるという話を主治医から聞いた。

・PCR検査では「陽性」が続き、なかなか陰性化しない。しかも、日大板橋病院に新型コロナで2カ月以上入院した患者はおらず、私が最長の入院記録となった。あまりうれしい記録ではないが……。

・気分も体調も良好である。

・spO_2も、バイタル数値も特に変化なく、正常範囲内である。

●「あ、このにおい」……。ある匂いを嗅いだ瞬間、過去の光景が閃光のように頭の中によみがえることがある。時にはそのときの風景や感情までよみがえる。特定の人や場所さえ思い出すこともある。「匂い」は良くも悪くも遠い記憶を呼び起こしてくれる。

ある特定の匂いとの遭遇をキッカケとして、その匂いと関連した幼少期の自伝的記憶がありありと想起されることがある。こうした現象を「プルースト現象（効果）」という。これはフランスの作家マルセル・プルースト（1871〜1922）の小説『失われた時を求めて』の中で、主人公（作者）が紅茶に一片のマドレーヌを浸したとき、その香りで幼少時代の記憶を思い出すシーンが元になっている。

●では、なぜ、ある匂いを嗅いだとき、フラッシュバックのように幼い頃の記憶がよみがえるのか……。それは匂いが脳に伝達される回路にある。視覚や聴覚といったすべての感覚情報は、大脳新皮質に至る前に、いったん「視床」に中継されて大脳新皮質に送られる。だが、五感の中で唯一、嗅覚情報だけは視床を経由せず、大脳辺縁系の扁桃体と海馬という記憶と感情を処理する部位にストレートに伝達される。そのため、ある匂いが入ってくると、それがトリガー（引き金）となって「記憶」や「感情」が呼び起こされるのである。

●匂いの記憶はいったん海馬で「短期記憶」として保管されるが、何度も思い出すような情報はファイリングされ、整理・整頓されて大脳皮質に残される。匂いに関する記憶はそのほとんどが「長期記憶」である。匂いを失う（嗅覚異常）ことは、匂いにまつわる思い出や快い感情を取り出す機会を失うことであり、記憶として刻む機会も失うことになる。

●6月12日（金）、晴れのちくもり。気温31.6℃。「入院57日目」……。きょうも、外は30度以上だという。外は蒸し暑いだろう。「暑さ」と「マスク」と「3密」を両立（3立？）させるのは大変だ。マスクをしている場合と、してない場合とでは3℃の違いがあるそうだ。マス

クの内側に熱がこもって、息苦しくなる。そこに運動（活動）や暑さが加わると「熱中症」のリスクも高くなる。看護師さんたちも、いまの重装備・重労働に、もうひとつ「暑さ」との闘いが加わる。

・気分、体調ともに良好。
・バイタル数値は、体温：36.1℃、血圧：110/70 で、呼吸・脈拍にも異常は認められない。spO$_2$（血中酸素飽和度）も 98％と正常範囲である。

●「嗅覚」だけでなく、「味覚」も記憶と感情と深くかかわっている。幼い頃に食べた味の記憶は一生残るともいわれる。その代表が「おふくろの味」である。味の「刷り込み」（インプリンティング）ともいえるが、ひとは知っている食べものに、また食べ慣れているものに、より敏感に感知しやすく、親和的である。そして、小さな頃にすり込まれた味に安心感を覚え、それを「おいしい」と思う。おいしさを決めるのは、その人の「味の記憶」である。おいしさは、その人の人生の記憶そのものである。そして、おいしさは記憶を呼び戻す。いわば「おふくろの味」とは、それを食べて育った「郷愁」を感じさせる家庭（料理）の味である。

●家族で食べる夕食や、友人と食べるランチはおいしいものである。食事を共にする、食を分け合うことで、快感や共感が生まれる。食事は、互いの絆を強め、仲間を増やし、交流を生み、恋を深め、共に助けあって生きていく環境と一体感をもたらす。こうした社会的つながりが、人びとに「喜び」や「幸福感」を与えてくれるといっていいだろう。そんな日が早く戻ることを祈る。

【退院基準の改定】

●この日、厚生労働省は「有症状患者」の退院基準を改定し、発令した。新たに改定された退院基準は、①発症日から 10 日間経過し、かつ、症状軽快後 72 時間経過した場合、②発症日から 10 日間経過以前に症状軽快した場合に、症状軽快後 24 時間経過した後に核酸増幅法の検査を行ない、陰性が確認され、その検査の検体を採取した 24 時間以後に再度検体採取を行ない、陰性が確認された場合に退院が可能となった。改定された箇所は、これまで「発症日から

14日間経過し、かつ、症状軽快後72時間経過した場合」に退院可能としていたのを、「発症日から10日間経過し、かつ、症状軽快後72時間経過した場合」となり、発症からの期間が短縮された。

　　　　　　　　　　●6月13日（土）、くもり時々雨。気温23℃。
「入院58日目」……。もうすぐ、入院2カ月になろうとしている。3N（ICU：集中治療室）から2N（コロナ軽症者病棟）へ復帰してからでも5週間が過ぎた。いっこうにPCR検査が「陰性」にならない。なぜかわからず、イライラする日が多い。しかしこれといった対策もなく、イライラはつのるばかりだ。妻も、私の入院がそろそろ2カ月になることから、「今後の見通しなどを聞きたい」と主治医に面談を求めた。
・めまいの薬「メリスロン」も2週ほど服用し、本日で「中止」となった。（追記：その後はまったく「めまい発作」もなく、順調に過ごした）
・バイタル数値や自覚症状に、特筆すべきものはない。
●体重測定の結果、56kg……。もう、本当にこれ以上は増えないようだ。そこで、むかし肝疾患患者さんに「高タンパク食」という食事があったのを思い出し、「普通食でなく、そういう食事（高タンパク食）は出してもらえないか」と聞いてみた。すると、「カロリーを上げるために、主食のごはん、パンなどの炭水化物を増やすことはできるが、肉・魚・大豆など、タンパク質を増量することは無理」と断られてしまった。残念だったが、入院していてぜいたくは言えないので、泣く泣くあきらめた。こうして、高タンパク食への変更の望みはあっけなく立ち消えとなった。
●私は「食べる」ことが好きである。「食べる」ことは、人生の大きな楽しみである。食べることは人生を充実させる「自己実現」ともいえる。「自分の口で食べたい」「おいしいものを食べたい」……。入院中、こればかり考えていたといっても過言ではない。ウナギを食べる夢さえ見た。食事がこれほど待ち遠しいと思ったことはなかった。点滴や経管栄養でもある程度栄養は補給（経

管摂取）できるが、やはり噛んで食べた時の歯ごたえは格別である。「食べた」という実感は、生きている喜びと充実感、活力を生む大いなる力になった。

●口で食べるもう一つの効果は、歯で噛み、舌で混ぜ、飲み込み（嚥下）、食道から胃に入り、ここで胃液という消化液と混ざりながら食物が分細粉されて十二指腸へ送られる。すると胆嚢と膵臓から糖質（アミラーゼなど）、脂質（リパーゼなど）、タンパク質（トリプシンなど）系の酵素が分泌され、空腸から回腸へと送られ、分解された栄養素が吸収される。そして大腸で水分吸収と便の形成がなされ、肛門から排出される。つまり、口から食べることがよい「便通」につながるのである。

●６月14日（日）、くもりのち雨。気温23.1℃。「入院59日目」……。今日わかったことだが、私が大の紅茶好きであることから、入院当初に薬理学の教授が差し入れしてくれた「紅茶」が手元に届いてないことが判明。調べると、コロナ病棟への出入りが制限されていて、行き違いがあったようだ。妻が無理を押して差し入れに来てくれた。電話で話をしたが、だいぶ身体が疲れている様子で、心配である。

・昨日でめまいの薬（メリスロン）中止となったため、今日から服用薬が１つ減った。もちろん、めまいなどの自覚症状はまったくない。

・体調に異常はなく、気分も良好。自覚症状もなく、バイタル数値にも変化はない。、spO_2（血中酸素飽和度）も正常範囲である。

●味覚障害は「食事」の楽しみを損なうばかりでなく、食べる喜びも、おいしいという快感も奪われ、生活の質（QOL）を著しく低下させる。ひいては食べることが苦痛になることさえある。多くの人は食欲を失い、栄養失調に陥ったり、体重減少につながるおそれさえある。

●あるとき、患者さんが「この薬をのむと味が変になって、自分でなくなるような気がする」と訴えたことがあった。「自分でなくなる」というのは患者さん自身の「自己同一」（アイデンティティ）を大きく損ねることを意味する。

そのとき、「もっと患者の生活というものを大事にしよう」「もっと生活から見よう」という発想が医療者には大事だと思った。それこそが QOL を尊重するということだろうと思うのである。コロナによって「味がしない」「味が変わった」という言葉を聞くたびに、「自分でなくなるような気がする」という言葉がよみがえる。

●6 月 15 日（月）、くもり。気温 32.6℃。

「入院 60 日目」……。外は曇っていて、どんよりとした梅雨空である。こんな日は、気持ちも落ち込む。そんななか、妻から連絡があった。交通事故の後遺症で通院している先の院長が、近くの整形外科を紹介してくれ、そこでは理学療法士が優しくていねいにリハビリを実施してくれて、だいぶ楽になったとのことだった。そういえば、あの安倍さんの「布マスク」、全世帯に配り終えたとのことだ。確かにマスク不足ではあったが、誰のアイデアなのだろうか、もっとやるべきことがあるようにも思うのだが……。

・体温、呼吸、脈拍、血圧などのバイタル数値および spO$_2$ も正常範囲内であった。

●私の趣味のひとつが「バードウォッチング」である。だが、病室の窓から見られるのは、スズメ、カラス、ハト、ムクドリくらいだが、それでもそれぞれに表情があり、動きがあり、見ていると飽きない。たまにチョウチョ（蝶）が飛んできてくれるのはめっけものである。

それにしても、鳥もそうだが、生き物の形は美しい。さっそうとしていてムダがない形をしている。獲物をとるときの動きもムダがない。ちょっとした油断が命とりになるからだろう。こうした生物の構造や機能の観察から着想を得て、新しい技術開発やモノづくりに役立てる研究がある。「バイオミメティクス」という生物を模倣した技術である。たとえば 700 系新幹線の先頭車両の独特のフォルムは「カモノハシ」のクチバシを模倣したものだし、500 系新幹線の鋭く細長いフォルムは「カワセミ」の模倣である。この形状を取り入れる

ことで、より高速で走ることができ、時間短縮と騒音の低減につながった。マジックテープは「ゴボウの実」の模倣で、「蚊」のあの細い口吻（吸血針）をヒントにした注射針も開発されている。この注射針だと「痛くない」そうだ。

●6月16日（火）、くもりのち雨。気温30.5℃。「入院61日目」……。入院（4月17日）してから今日で2カ月。ここしばらく凪（なぎ）のような日々である。この日、定期的胸部レントゲン写真撮影と採血があった。

・血液検査では、炎症反応を示すCRPは0.1以下で、WBC（白血球）も4900といずれも正常値である。ただ、間質性肺炎のマーカーである「KL-6」が530（正常値500以下）と少々高めであった。最高時は900あった。

・「D-ダイマー」は1.00と正常値で、凝固系に異常はなく、血栓などの兆候は見られない。

・肝機能、腎機能とも、正常範囲以内であった。

・これといった自覚症状もなく、気分は良好である。

・バイタル数値およびspO_2にも大きな変動は見られない。

●このところの新型コロナ感染者の内訳を見ていると、20代・30代の若者が目立つ。しかもその中に、いわゆる「夜の街」関係者が多数を占めている。お酒が入るとどうしても声が大きくなり、しゃべるたびに飛沫が飛び交う。しかも密接で、室内空間は密閉。そのうえ密集ときたら感染リスクの勢ぞろいである。これはいずれ市中に出て拡大するだろう。その前に打つ手はないものか。

◆この日の東京都の新規感染者は27人。これで累計5,614名となった。重症者22名。全国の新規感染者は44名。重症者80名、死亡者5名。国内1例目（1月16日）が確認されてから6カ月。4月には緊急事態宣言が発令され、累計感染者（PCR検査陽性者）は1万7000人を超えた。

●6月17日（水）、くもりのち晴れ。気温28.8℃。
「入院62日目」……。いいニュースが出てきた。イギリス・オックスフォード大は、「デキサメタゾン」（ステロイド剤）が重症患者の死亡率を減らすのに効果的だと発表した。それによると、1日6mgのデキサメタゾンを経口または注射で10日間投与した群（2,104人）と、通常の治療のみを受けた群（4,321人）を比較したところ、デキサメタゾン投与群では人工呼吸器をつけた患者で3分の1、酸素吸入器をつけた患者で5分の1に、それぞれ「死亡率」を減らすことができたという。酸素治療および人工呼吸器を必要とする患者の「死亡率」を下げることを示す最初の治療法として注目される。
・気分、体調とも良好で、これといった自覚症状もない。
・バイタル数値およびspO_2もいつも通りで、とくに変化はない。
・定期的PCR検査とともに「抗原検査*」も実施した。残念ながら、後日知らされた結果は、両試験ともに「陽性」であった。

> ＊抗原検査：新型コロナウイルスに対する抗体を用いてウイルスが持つ特有のタンパク質（抗原）を見つける検査で、いま現在新型コロナウイルスに感染しているかどうかを調べる。PCR検査に比べ検出率は劣るが、少ない時間で結果が出る、特別な検査機器を必要としないことから速やかに判断が必要な場合などに用いられることが多い。

●6月18日（木）、くもり。気温25.5℃。
「入院63日目」……。「いまの生活に幸せを感じるか」と聞かれたら、何と答えるであろうか。アメリカ国民の中で「普段の生活にとても幸せを感じる」という人の割合が少なくなっているという結果が出た。一方で、「孤立を感じる」という割合も増えているという。外出制限などが影響しているとのことだ。
日本も「自粛、自粛」で外出もままならず、親しい人とのコミュニケーションができなければ「孤立を感じる」に違いない。人間がいかに「社会的動物」であるか、身にしみて感じている人も多いだろう。
・月、水、金のPCR検査と同時に、週1回、水曜日に抗原検査も実施することになった。
・バイタル数値は、体温：36.0℃、脈拍：66/分、血圧：110/70で、正常範

囲。呼吸機能も spO_2（血中酸素飽和度）98％で問題なく、呼吸数も問題なし。気分も良好で、これといった自覚症状もない。

●6月19日（金）、雨。気温19.8℃。

「入院64日目」……。個室で過ごせるのは自由で幸せなことなのだが、窓から見える景色は向かいの建物との間の狭い空のみである。これがなんとも寂しい。せめて外の空気（外気）に触れてみたいと思い、病室の窓はチェーンで10センチ程度しか開かないようになっているのだが、そのわずかな隙間から内緒で手のひらを外へ出してみた。手に雨粒を受けたとき、「ああ外は雨が降っているのだな」と実感した。ただそれだけなのだが、外の世界を実感させてくれる出来事であった。

・体調も気分も良好で、バイタル数値および spO_2 もまったく問題なし。

・PCR検査を実施した。17日（水）のPCR検査、抗原検査は、共に「陽性」であった。

まだPCRが陰性化しない。イライラは募るばかりだ。日記に「来週には家に帰るぞ！」「コロナ君、これ以上私を縛らないで」と書いた。

●そういえば、手術後に、窓からレンガの壁しか見えない病室よりも、木々の緑が見える病室で過ごしたほうが患者の回復が早く、また病室に花や木などの緑があると術後の回復が順調で、痛みが軽くなるというレポートがあった。アメリカ・ペンシルバニア州の病院で行なわれた実験で、手術を受けた患者の術後の病室を「レンガグループ」と「樹木グループ」の2グループに分けて「入院日数」を比べた。すると、樹木の見えるグループのほうが、レンガの壁しか見えないグループより入院日数が短かった。また、術後7日目までの看護師の患者の状態を評価したコメントでも、樹木の見えるグループのほうが「元気がある」「順調」といったポジティブなものが多かったのに対し、レンガグループのコメントは「落ち込み」や「泣く」といったネガティブなものが多かった。さらに「鎮痛剤」も、樹木の見えるグループのほうが弱めのもの

を服用する傾向にあり、術後の合併症を引き起こす割合も、若干だが低かったという。（出典：View Through a Window May Influence Recovery from Surgery.「術後の回復に窓からの景色が与える影響」、1984）

●それに関連して、「近代看護の開拓者」と呼ばれたナイチンゲール（1820〜1910）も、同じようなことを言っていた。

「健康に影響を及ぼす因子で光に関連しているのだが、回復速度を著しく速めるものとして、冷たい壁ばかりを眺めていないで窓の外を見ること、というのを私自身の経験からつけ加えておきたい。窓の外ばかりではなく、明るい色の花々を楽しんだり、ベッドの頭のほうにある窓からの光で本を読むことができたりするのが、どんなによいか。一般には、こうしたことの効果は、心の中に現れるといわれている。おそらくそうなのであろう。が、それが、身体のうえにも効果を及ぼさないはずがないではないか」（『病院覚え書』より）

●自然の風景を眺めていると、それだけで心が和み、ストレスが緩和される。そのとき体内では、ストレスホルモンである「コルチゾール」が減少することがわかっている。しかも、自然を感じられる環境下でわずか20〜30分間過ごすだけでコルチゾールが大幅に減少するという研究結果もある。退院したら、自然を五感でたっぷりと味わいたいと思っている。

◆この日の東京都の新規感染者は35人（10代〜80代）。全国の新規感染者は58名。この日、政府はコロナ感染拡大防止のため、都道府県境をまたぐ人の移動の自粛要請を全国で解除した。これで感染拡大が落ち着くことを願う。

●6月20日（土）、くもり時々晴れ。気温28.7℃。
「入院65日目」……。ナースステーションから聞こえてくる若い看護師さんたちの声は、私たちを元気づけてくれるようで、とても心地よい。

声といえば、むかし「声が当たる」というのを聞いたことがある。狂言の稽古で、歩いていて後ろから呼びかけられたとき、ちゃんと稽古している人だと、その声が背中に当たって自然に足が止まるのだが、訓練のない人だとそれがで

きない。フワーッと行ってしまうのだそうだ。医師も看護師も、患者さんと話すときは「声が当たる」ようにしなければいけない。声というのは相手に届かないといけない。声が届いてこそ、コミュニケーショができるというものだ。
・5月7日に、ここ2N（コロナ軽症者病棟）に戻ってから今日まで、45日間、食事は「完食」を続けている。体重も3kg増え、56kgまで回復した。
・体調、気分、ともに良好で、バイタル数値および spO$_2$ にもこれといった異常はない。
●主治医と話をした。PCR検査の陽性とウイルスの病原性、感染性などの関係は未だ疫学的には不明らしいということであった。午後、勤務先の院長から電話があり、私の担当している患者さんの前胸部に設置されているポート（乳がんで化学療法のため以前に設置）の洗浄をしてくれたとのことであった。
●アメリカやブラジルでコロナ感染者が急増しているという。ブラジルでは19日までに感染者数が累計103万人を超え、過去24時間で約5万5000人増加、やはり医療システムの貧弱な地域（北部や内陸部）で拡大しているとのことだ。さらに南米のペルー・チリ・メキシコでも感染が拡大、これらの地域での感染者は190万人、20日間で90万人ほど増加し、「新たな感染地」と見られている。アメリカでもテキサス・フロリダ・アリゾナの各州で1日の感染者数が過去最多を記録。これらの州はいずれも経済活動を再開していたという。経済か、自粛か……。本来、このような二項対立の選択肢はおかしいと思うのだが。
◆この日の東京の新規感染者は39人。うち18人が「夜の繁華街」関連で、11人が集団検査で判明。都内ではホストクラブなど夜の街での若い世代の感染が増えている。

●6月21日（日）、くもり時々雨。気温26.5℃。
「入院66日目」……。きょうは梅雨寒（つゆざむ）で肌寒い。そう看護師さんが教えてくれた。妻から「リハビリのために近くの整形外科へ行ってきた

が、とても混んでいて大変だったけど、理学療法はうまく実施してもらえた」
と連絡があった。このあと、差し入れに来てくれるそうだ。これで9回目に
なる。『ビックコミック』（雑誌）、ふりかけ、お菓子、ペットボトルのお茶、
ビーフジャーキー、チーズ、衣料品などを届けてくれた。

・バイタル数値およびspO$_2$に異常はなく、気分・体調ともに良好である。

●「植物が人に生きる力を与え、病気の回復を早める」ということを書いて
いたら、ある作品を思い出した。アメリカの作家、オー・ヘンリー（1862～
1910）の『最後の一葉』（新潮文庫）である。原文には「オールド・ニュー
ヨークに住む二人の若い女性画家と、生涯の終わりに美しくわが身を犠牲にし
た老いた落伍者の悲しい物語」という副題がつけられている。

●物語は、ワシントン・スクエアの西側にある「芸術家村」に画家志望のジョ
ンジーとスウという若い女性が共同のアトリエを借りるところから始まる。
11月の枯れ葉が舞うある日、ジョンジーは重い肺炎に罹る。スウは医師から
「助かる見込みは、まず10に1つといったところだな」「その見込みも、あ
の娘が生きたいと思わないことには、どうにもならん」と告げられる。スウは
そんな彼女を励まそうとするが、ジョンジーは窓の外に見えるレンガの壁を這
う枯れかけたツタの葉を「12、11、……8つ、7つ」と数え、「最後の一枚
が落ちたら、わたしも行かなきゃならないんだわ」「わたしは、すべての執着
から解き放たれて、あの哀れな疲れきった木の葉のように落ちて行きたいの」
と、人生をあきらめたように言う。困り果てたスウは、階下に住むベアマンに
相談に行く。ベアマンは、「いつかはわしも傑作を描く」と口癖のように言っ
ては酒（ジン）を飲み、ついぞ一度も描いたことはない老画家。ジョンジーの
言葉を伝え聞いたベアマンは、「バカげた空想だ」と軽蔑と嘲笑を浴びせる。
その夜、雪の混じった嵐が一晩中吹き荒れたにもかかわらず、レンガの壁にま
だツタの葉が一枚残っていた。それを見たジョンジーは、「これが最後の一枚
だわ。今日は落ちるわ。そしたら、わたしも一緒に死ぬんだわ」……。その夜
も激しい風雨が吹きつける。夜が明けると、ツタの葉は、まだそこにあった。
それを見たジョンジーは、「私、悪い子だったわ。死にたいと思うなんて」と

生きる気力を取り戻す。スウは元気になったジョンジーにある事実を告げる。「ベアマンさんが、今日、病院で、肺炎でなくなったのよ。たった二日わずらっただけなの」「窓の外を見て。あの壁の、最後のツタの葉を。風が吹いても、ちっとも動かないし、ゆれもしないのを、変だと思わなかった？ あれがベアマンさんの傑作なのよ」……。最後に残った一枚の葉は、ベアマンが冷たい嵐の吹き荒れるなか、描いたものだった。

●6月22日（月）、雨。気温21℃。

「入院67日目」……。スポーツ用品のミズノが「マスク」を開発して販売したところ、2万枚が即時完売したという。水着の生地を使ったという。洗ってもすぐ乾くし、伸びるので耳の後ろが痛くならない、サラサラ感があるというのが受けたらしい。「需要が供給を生む」という典型例である。

・先週金曜日（19日）のPCR検査はまたも「陽性」であった。少し凹んだ。

・体調も、気分もそれなりに良好である。

・バイタル数値およびspO_2に大きな変動はない。

●「全国保険医新聞」（6月15日号）掲載の全日本病院協会の猪口雄二会長のインタビュー記事を読んだ。入院の身（情報鎖国状態）としては、医療状況を俯瞰する貴重な情報であり、現状認識に大いに役立つ。要約してみる。

●「受診減について」……。4月末に「民間病院6月危機」（東京新聞）が報道されたことがきっかけで、新聞各紙やテレビで「受診減」による病院の「経営危機」が大きく取り上げられた。これまでは「コロナ患者を受け入れている病床が逼迫している」などの報道が中心だったが、感染を恐れ、一般の病院でも「受診抑制」が起こり、経営危機に瀕しているとの認識が広がった。4月の受診減は5月も続き、さらに悪化している。6月には資金ショートし、病院経営が立ち行かなくなるところも出てくることが強く懸念されるとしている。この言葉からも「受診控え」の深刻さと経営の逼迫が伝わってくる。

●「PCR検査について」……。新型コロナ感染者がピークを迎えた4月上旬

は、保健所に PCR 検査を依頼してもなかなか検査をしてもらえなかった。国が当初示した「37.5℃以上が 4 日間継続している」との基準が現場で“厳格”に運用され、医師が必要と判断しても検査ができない状態が続いた。PCR 検査が難しいので、胸部 CT を多用して診断したが、PCR 検査による確定診断ができないため、感染が疑われる患者は自宅待機にとどまった。実際の陽性者は、報告された数の何倍いるかわからない状態となり、病院では入院患者や医療従事者の「不顕性感染」が発生することをいちばん恐れていた。コロナ患者を扱う医療機関では個人防護具（PPE）を装着し、手洗いなど感染防御が徹底されているので、医療者の感染は報告されていないという。

● 「病床逼迫について」……。コロナ入院患者の病床逼迫は解消してきた。今こそ「第 2 波」に備えて検査体制を大きく拡大すべきだ。PCR 検査を一般の「血液検査」と同じように、医療機関で検体を採取して、そこで判定できることが望ましい。政府は検査数 1 日 2 万件を目標と掲げたが、実績は数千件にとどまっている。検査数は今の 100 倍ぐらい増やしてもいいのではないか、とも語っていた。私も同感であり、同意する。ただ、入院加療の必要な患者さんを病院へ紹介しようとすると、まずコロナ感染の「有無」を聞かれ、検査してないと断られる。しかも、入院させる場合に個室対応（1：4 の看護体制）になるため、「満床である」「人材不足で受けられない」などの理由から断られてしまう。一方、患者さんからすると、37.0℃〜37.4℃くらいの熱があって、「コロナだったらどうしよう」という不安が増す。しかも簡単に検査を受けられない。そのためにも、一般のインフルエンザの検査のように、簡単なキットで、短時間で、廉価で検出できる「抗原検査」をもっと取り入れてはどうかと思っている。それと、コロナの感染経路は「飛沫感染」が主だが、接触感染・空気感染もあり得る点が大いに診療を困難にしている。PCR 法を実施するときに、採取者が「完全防御態勢」を取る必要がある。「自分で唾液」を採取して PCR 検査ができるようにするのはとてもよい方法だと思う。

● 「院内感染について」……。院内感染が生じると病院は 2 カ月ぐらい機能が制限される。各病院では、外来・入院・術前患者などへの検査実施でどれだ

けコロナ患者を洗い出せるか、そして院内感染をいかに防止するかが課題である、と語っていた。病院にとって、2カ月も機能が制限されるのは経営上の大きな痛手だ。小さな診療所では深手のリスクがある。

● 「受診抑制について」……。病院でもコロナの感染拡大を防止するため、入院患者の新規受け入れ停止、手術や健診の延期などの対応がなされているが、慢性疾患の患者さんは病院でのコロナ感染を心配して受診抑制しているのと、外出自粛で高齢者の骨折など外傷が減少したことも影響して、病院も外来・入院とも患者が減少しているとのことであった。

● 6月23日（火）、くもり一時雨。気温27℃。
「入院68日目」……。九州では日差しが照りつけ、佐賀や福岡では今年2回目の猛暑日だそうだ。

● 毎週火曜日の朝7時前に、血液検査が行なわれる。看護師さんたちは二重にした手袋で採血するため、とてもやりにくそうだ。加えて、ガウン・マスク・キャップ・靴カバーと、重装備である。その姿はいかめしいが、その奥にあるまなざしは温かい。折に触れて声を掛けてくれる彼女たちに、大いに励まされる。そして10時ごろ、ポータブルレントゲン装置を持ったレントゲン技師さんたちが病室に来て、ベッド上でギャッジアップして胸の写真を撮影する。撮影が終わると、技師さんたちの手によってポータブルレントゲン装置は隅から隅まできれいに拭かれ、次に備えられる。

こうして、コロナ病棟という第一線にある医療従事者は、緊張感と不安の中で、毎日、コロナ患者と向き合っている。暑い日は本当に大変だろうと思う。事実、「1時間以上の労働には耐えがたい」と医師も看護師も言っていた。

● レントゲン写真の結果は、その日か、翌日には主治医から報告があるが、もうこのところずっと異常値のない血液検査結果と、毎回すりガラス様陰影の薄くなっていく、明らかな改善傾向の見られる胸の写真ばかりである。良いことなのだが、退院のメドが立たないことが唯一私の心を曇らせている。

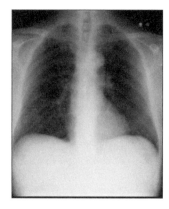

6月23日のレントゲン写真
ほぼ新型コロナ肺炎の特徴で
あるすりガラス陰影も認めら
れず、よく見れば、肺炎の治
癒した痕がわずかに見られる。

・血液検査の結果は、炎症反応を示す CRP は 0.1 以下、WBC（白血球）は 4500 で、ともに正常範囲。

・ヘモグロビン値は 13.8g/dL（正常値 13.1〜16.3）で、正常範囲に戻った（前回 12.3g/dl）。

・血小板は 30.5 万 / μl（正常値 15〜45 万 / μl）で正常範囲である。

・肝機能示す AST（GOT）が 18、ALT（GPT）17、γGTP が 13。

・「腎機能」は、クレアチニンが 0.66、eGFR（推算糸球体濾過量）が 88.9、尿酸および電解質に異常はなかった。

・間質性肺炎のマーカーである「KL-6」は 409（正常値 500 以下）で正常値である。

・前立腺特異抗原（PSA）は 4.59ng/ml であった。

・バイタル数値および spO$_2$ はまったく問題なし。

・胸部レントゲン写真では、以前に見られたすりガラス状陰影像は消失してきており、肺炎像は改善してきている。

●この日、沖縄（糸満市）で「沖縄全戦没者追悼式」があった。「沖縄戦」（連合軍側作戦名：アイスバーグ作戦）終結から 75 年。地上戦の戦場は住民を巻き込み、凄惨をきわめた。1945 年（昭和 20 年）3 月末、アメリカ軍は約 55 万人の大艦隊をグアム島から発進、4 月 1 日には沖縄本島中部の西海岸に上

陸。日本軍は約 10 万（現地防衛隊・学徒隊 2 万）で迎撃、3 カ月に及ぶ戦闘で日米両軍と民間人ら約 20 万人が犠牲となった。「特攻」（菊水作戦）による戦死者 3067 名、看護要員として動員された「ひめゆり学徒隊」の犠牲者 123 名（沖縄県立第一高等女学校 42 名・沖縄師範学校女子部 81 名）。沖縄戦に動員された学徒（21 校）合計 1923 名、うち 980 名が犠牲となった（沖縄県史・沖縄戦より）。男子学徒は 14〜19 歳、女子学徒は 15〜19 歳で、みな有望な若者たちだった。

◆沖縄の新規感染者は 4 月 30 日を最後に確認されず 142 人のままだという。

●6 月 24 日（水）、くもりのち晴れ。気温 26.8℃。
「入院 69 日目」……。月曜日（22 日）の PCR 検査は「陽性」であったが、抗原検査は「陰性」であった。すなわち、この検査結果はウイルス量が非常に減っていることを示しており、感染性なども心配ない状態になっていることを示している。本来なら、厚労省のガイドラインでは「退院が可能」なのだが。
●どうやら私は、日大板橋病院に入院した新型コロナ感染症患者の「最長入院記録」を塗り替え、更新しているようだ。前の日の夢では 2 回連続 PCR 陰性となり喜んでいたのだが……。そんななか、旧友からの電話がうれしかった。
・体調は良好だが、気分は検査結果のせいか、少し落ち込んでいる。
・体温、血圧、脈拍などのバイタル数値に異常は認められず、spO_2（血中酸素飽和度）も 98％で正常値を示している。
●コロナは社会だけでなく、経済や経営にも「二律背反」の状況を生み出している。あちらを立てればこちらが立たず、片方を重視すればその分だけもう片方がおろそかになってしまう。かといって、国民の「健康」と「経済」が二律背反であっては困る。
●政府は、4 月 7 日に発令された「緊急事態宣言」は 5 月 31 日まで延長とした。理由（根拠）はコロナの感染拡大と医療崩壊を防ぐためである。だが、感染拡大を防ぐには「3 密」を避けることはもとより、対策は人の移動・活動を

制限することになる。人の移動・活動を制限すれば影響を受ける業態も出て
こよう。航空や鉄道などの交通インフラ、観光地のホテル、小売店、飲食店、
マッサージ店、美容室、映画、コンサート、ライブ……。こうした業態やイベ
ントにかかわる人たちは売上が無くなってしまうのではないか。

人が活動し、移動すれば感染が拡大し、医療が逼迫して崩壊するリスクが高ま
る。だが、人の移動や活動を止めれば経済（お金）が回らなくなる。その結
果、生活困窮者や失業者が増える。何かを得ようとすれば何かを失い、何かを
達成するためには何かを犠牲にしなければならない。どこか「風が吹けば桶屋
が儲かる」ならぬ、負のスパイラルがコロナ騒動には付きまとう。

●何を優先させるか……。先月（5月）、大阪府が感染状況を示す指標として
「大阪モデル」を発表した。①少なくとも感染経路のわからない人を減らすこ
と（10人未満）、②PCR検査を拡大して実行し「陽性率」を7％未満にする
こと、③重症者の病床の使用率60％未満であること。たしかそんな内容だっ
たが、事の成否は別として、現状に即したいいアイデアだと思った。行政執行
者は現状を、透明さをもって説明し、具体的な指標とその執行状況を示すべき
だろう。

●この日、西村康稔経済再生担当大臣が、新型コロナウイルス感染症対策専門
家会議を廃止し、代わって「新型コロナウイルス感染症対策分科会」を新たに
設置する方針を示した。分科会は、改正新型インフルエンザ対策特別措置法に
基づく有識者会議の下部組織として位置づけ、感染症専門家のほか、地方自治
体の代表や危機管理対応の専門家らの参加も求めるという。もっと専門家の提
言・助言をメッセージとして発信していいと思う。国民は正確な情報を求めて
おり、政府は対策や日々の状況を説明する必要がある。

◆東京ではこの日、新規感染者は55人で、50日ぶりに50人台となった。緊
急事態宣言が解除（5月25日）されて以来最多。20代・30代の若い世代が
41人と全体のおよそ75％を占めた。

●6月25日（木）、くもり時々雨。気温23.3℃。
「入院70日目」……。朝5時前（4時47分）に地震があり、目が覚めた。千葉では最大震度5弱を観測したとのこと、東日本大震災の余震だという。

従兄と級友夫妻から電話をいただいた。心配してくれ、励ましの言葉をかけてくださる、その気遣いがうれしかった。そのほかにも、いろいろな方から励ましの電話をいただく。時にはメールで画像やビデオなども送ってくれる方もいる。長期入院で、長く閉ざされた環境にいると心のこもった励ましの言葉は大いに励みになる。お顔を見られればなおよかったのだが……。

・体調も気分も良好で、バイタル数値および spO$_2$ にも著変はない。

●日本でのコロナ感染者が累計1万8000人を越えた（2020年6月23日時点：NHK調べ）。感染経路を遮断しないかぎり、しばらくはこの傾向は続くと思われる。そんなか、「ステイホーム」が定着しつつあるようだ。外出・移動の自粛はライフスタイルに変化をもたらし、自宅で過ごす時間が増え、それに伴って一人で過ごす時間が増え、家族と過ごす時間も増えた。また、外出・移動の自粛は「働き方」「受診形態」の行動様式にも及んでいるようにみえる。

●「3密」を避け、人との接触を減らすには、必然的に「在宅」での仕事が主流になる。その結果、在宅勤務なのどのテレワーク、オンライン会議や打ち合わせが増えて、職場での日常的なコミュニケーションは減るだろう。要は「増えた在宅時間」をどう過ごすかで、これからの人生の楽しみ方や新たな価値を見いだすかもしれない。問題は、在宅ワークができない人、非正規雇用の人への対応である。

●われわれ医療現場においても、電話や情報通信機器によるテレワーク環境の整備の波が押し寄せてくるだろう。技術の進歩はわれわれの生活を着実にオンライン化していくだろう。働き方の見直し、生活様式の見直しは「診療」（診断と治療）のかたちを変える可能性がある。今回のコロナ禍で、電話や情報通信機器による診療が臨時措置として解禁されたが、問題はどのように対応していくかだ。「受診控え」が増える中で、通院を控えている慢性疾患の患者さんには電話による再診は大いに役立つだろう。だが「初診」ではどうか。初診か

らのオンライン診療も認められてはいるが、はたして電話やパソコンを使っての問診や視診はできても、触診や打診・聴診ができない。そのことで、患者さんの不利益は生じないか……。診療科によっては「対面」でないと正確な診断を下せないところもあるだろう。話だけ聞いて、喉が腫れているから、頭が痛いから、腰が痛いからと、鎮痛剤を処方するというわけにはいかないのが実際であろう。それに、現実のところ、診療所にせよ病院にせよ、情報通信機器を一式そろえるには多額の経費がかかる。その費用対効果も未知数である。まして、高齢の患者さんたちに通信機器を使わせること自体、無理があるように思う。やはり「対面」での受診が診断と治療には必要だと思うがどうだろう。

●6月26日（金）、くもりのち晴れ。気温30.9℃。「入院71日目」……。昨日は肌寒く、今日は蒸し暑い。気温の差が大きいので看護師さんたちも体調管理が大変だろう。それでも、そんなことはおくびにも出さず、明るい声で入室してきて、バイタルチェックをしてくれる。
・バイタル数値もspO_2も、体調も、気分も、特に変わらずで安心であった。ただ、今週の水曜日（24日）のPCR検査結果は、残念ながら、またしても「陽性」であった。
●全日病の猪口雄二会長も触れていたが、私のところにも医療機関での外来患者や入院患者が「減少している」という声が入ってくる。ことに「初診外来」が減少しているとのこと。5月のマイナスがもっとも大きく、とくに小児科・耳鼻咽喉科での減少が目立つという。知人の医師も、やはりその多くが「減少傾向」を感じていて、どうやら患者の減少傾向は病院・診療所に関係ないようである。
●そこで調べてみた。ある調査で、約半数（48％）の患者が「新型コロナの影響により、なるべく通院を控えたい」と考えていて、実際、週に1度以上医療機関に通院していた患者の43.2％が「通院頻度が減った」と答えていた。「通院頻度が減った」と答えた3人に1人（29.2％）が2〜3週に1回

通院している患者で、約4人に1人（21.4%）が月に1回通院している患者であった。この結果から、これまで通院頻度が高かった患者ほど「受診を控える」傾向が見られた。（デロイトトーマツ）。

また、保団連（全国保険医団体連合会）の調査でも、9割近い医療機関で外来患者が減少し、減少幅が30%以上の医療機関が3割を占めていた。なかでも「小児科」では5割以上の受診減が28%、「耳鼻咽喉科」では5割以上の受診減が24%と顕著だった。また「医療費総額」からも、4月・5月は前年同期に比べて15%超の減少となっており、「受診控え」の深刻さがうかがえる。

◆この日、東京都の新規感染者は54人で、累計5,996名となった。変わらず20代と30代の感染が目立つ。全国の新規感染者は105名で、およそ1カ月半ぶりに新規感染者数が100人を超えた。

●6月27日（土）、くもり。気温29.3℃。

「入院72日目」……。そういえば入院のとき（4月17日）、運転してきた車が大学構内に2カ月以上、置きっぱなしである。気にはなっていたが、すっかり意識の中からスッポリ抜け落ちていた（もちろん大学に許可はとってあったが）。そこで、義弟（妻の弟）に車を自宅に持ち帰ってもらうようお願いした。木の下にあったために、ひどい汚れだったようだが、エンジンも一発でかかったということで、ともかくもひと安心であった。病院事務長、それに連絡を取ってくれたみかわしまタワークリニック院長に、メールで感謝の意を伝えた。大学本館の守衛さんにもお礼を言った。

・このところ体調も、各種検査結果にも特に変化のない日が続いている。

●「受診控え」の実態は、「処方患者数」の月次推移からもみえる。各月の前年同月の処方患者数を100%とした場合、第1波の「緊急事態宣言」がなされた5月は前年同月比81%にまで減少した（追記：その後、緊急事態宣言解除後の6月には91%に回復し、第2波の7月・8月はそれぞれ91%前後で推移。新規感染者数が安定した9月から回復基調となり、10月には96%にまで

回復した。しかし、連日過去最多の新規感染者数を記録した第3波の11月に再び減少に転じた）。このように、感染の"波"が、患者の受診動向に大きな影響を与えていることがわかって興味深いことだった。（JMIRIデータ）

●それにしても、一方でコロナ患者を診る医療機関は圧倒的に忙殺されていて、他方で通常の医療機関は受診控えで患者が減って、余裕がある。この構図はどう見てもアイロニー（皮肉）である。

◆この日、東京都の新規感染者は57人で、ついに累計6,000人を超えた。

　　　　　　　　　●6月28日（日）、雨のちくもり。気温24.9℃。「入院73日目」……。今朝、窓から外を見ると、やや大きめの、オレンジ色のチョウチョが飛んでいた。自由に飛び回れるチョウチョがうらやましく思える。来週には「退院する」、いや「したい」と強く願っている。

・体調、バイタル数値などに、とくに変化はない。

●「受診控え」で怖いのは、病状の進行や持病の悪化である。過度な受診控えは病状の悪化に直結する。とくに「慢性疾患」を抱えている患者さんではそのリスクが高くなる。私は「糖尿病」が専門であるが、21世紀のいま、日本人の40歳以上の男性の3人に1人が、女性の4人に1人が糖尿病かその可能性のある人、およびその予備軍といわれ、いまや「国民病」である。診断を受けていないか、診断されても放置している、いわゆる「隠れ糖尿病」の人はそれ以上いると予想される。

糖尿病は慢性の病気であり、全身の病気であることから、放置して病状が進行すると網膜症や腎症、神経障害などの合併症を起こして、失明や人工透析、壊疽（えそ）による足の切断など、重大な障害を引き起こすリスクが高くなる。糖尿病において重要なことは「血糖」のコントロールである。血糖コントロールができていないと、その影響は全身に波及することからも、定期的な受診が必要である。

●また、咳が続いているにもかかわらず、コロナが怖くて受診せず、それに

「これくらいなら大丈夫」という正常性バイアスも働いて、受診した時にはすでに「肺がん」が進行していたという事例があったと聞く。また、体重の減少があったにもかかわらず、無症状のこともあって受診をためらい、受診して初めて進行性の「胃がん」と診断されたというケースも聞いた。医療機関には、受診を控えて手術の予約を延期している患者さんに、早く受診を「再開」してもらえるよう呼びかけてほしい。

「帯状疱疹」はピリピリした痛みから始まるが、受診控えによって初期治療が遅れると、高齢者では神経痛が残ったり、長引くことにもなる。もっとも怖いのは、狭心症や心不全の前駆症状が有りながら、受診をためらうことである。命にかかわることであるにもかかわらず、「コロナウイルスをうつされるのではないか」との懸念から、治療の必要な受診、適切な時期を逸しては元も子もない。

●とくに「がん」の早期発見の遅れは怖い。「がん」は診断技術・治療手法の発達とあいまって、早期に発見すれば治る病気になってきている。コロナによる受診控えは、がんの早期発見を妨げている可能性もある。2020年6月24日現在、コロナによる死亡者は累計968人、がんの死亡者は約38万人（2019年予想）……。この数字をどうみるか。答えは、がんの発見の遅れを最小限にすることである。コロナ禍にあってもがんの早期発見の重要性は変わらない。

●妻から、交通事故の後遺症のため、右手がうまく使えず、台所仕事ができないので、友人の娘さんが美味しいお刺身などを持って来てくれたことや、義弟からもハンバーグなどの差入れがあったと連絡があった。ありがたいことだ。

◆世界の感染者がついに1,000万人を超えた。1日15万人以上のペースで増えており、死者も50万人を超えた。パンデミックが加速している感が強い。アメリカが251万人と最多で、オーストラリアでも感染の「第2波」が懸念されている。

●6月29日（月）、晴れ。気温29.8℃。

「入院74日目」……。きょうは、2N（コロナ軽症者病棟）に移ってから25回目のPCR検査の日。「どうか陰性になるように」と祈るばかりだ。今週水曜（1日）には、3回目の抗原検査も予定されている。なんとかいい結果が出て欲しい。気持ちだけがどんどん切迫していく。

・体調およびバイタル数値にもこれといった変化はなく、良好である。

●このところのコロナ騒動でカミュ（フランスの作家。1913〜1960）の『ペスト』（新潮社文庫）が読み直されているという。本も売れているらしく、すでに100万部を突破したとのことだ。ペストとの戦いが新型コロナの感染拡大にゆれる "今" を想起させるのだろう。

文中、医師が「ペストと戦う唯一の方法は、誠実さということです」と語る場面がある。この「誠実さ」は人それぞれで違う。自分がコロナに罹らないようにすることも、人にうつさないようにすることも誠実さに違いない。

「どういうことです、誠実さというのは？」との問いに、医師は言葉を続ける。「僕の場合には、つまり自分の職務を果すことだと心得ています」（「カミュ全集4」、135頁）……。医療従事者の誠実さは、その職務を果たすことだという。なかなか含蓄のある言葉である。そして、ペストに罹った友人を看とり、こう締めくくる。

「彼がかちえたところは、ただ、ペストを知ったこと、そしてそれを思い出すということ、友情を知ったこと、そしてそれを思い出すということ、愛情を知り、そしていつの日かそれを思い出すことになるということである。ペストと生とのかけにおいて、およそ人間がかちうることのできたものは、それは知識と記憶であった」（同235頁）……。この一文は、コロナのただ中にあるわれわれの立ち位置と為すべきことを示唆しているように思える。

●「ペスト」は1347〜1351年ごろ、ヨーロッパを席巻し、全ヨーロッパの人口の3分の1が死亡するという大厄災をもたらした。このときも、農業に従事する人々の不足、賃金の高騰、領主直営地の小作人化など、当時の社会に大変化が起きた。「コロナ後」の世界はどうなっているのだろうか。

●6月30日（火）、くもりのち雨。気温27.7℃。

「入院75日目」……。きょうで6月も終わる。時候も、「初夏の候」「入梅の季節」「向暑の候」「梅雨の候」から、「盛夏の候」「炎暑の候」「仲夏の候」へと変わっていく。変わらないのはPCR検査と抗原検査の結果だけである。

・きょうも起床時から、ルーチンの体操、シャワーなどをこなす。食事は完食が続いている。多くの方々から電話やメールなどで励ましの言葉をいただく。

・気分も体調も良好。バイタル数値に異常はなく、spO$_2$も正常である。

・諸種検査の結果も、炎症反応、肝機能、腎機能、膵機能、血算、生化学とも、異常なしであった。

●新型コロナウイルス感染症による「死」は、これまでの看とりの形、死別の形を変えてしまった。そのことを私たちに刻み込んだのが、志村けんさん（70）と女優の岡江久美子さん（63）の死だった。感染後、入院した2人を、家族でさえ看病できず、最後のお別れもできないまま茶毘に付され、帰宅する姿は人びとの涙を誘った。

岡江久美子さんが無言の帰宅を果たしたときの、夫の大和田獏さんのコメントが印象に残る。「久美子はいま帰ってまいりました。こんな形の帰宅は本当に残念で、悔しくて悲しいです。どうか皆さんもくれぐれもお気をつけください。それが残された家族の願いです。静かに送りたいと思います」。また、志村けんさんの兄・知之さんの「骨も拾うことができないし、顔も見られない」「本当は盛大に送ってあげたかったのに、こんなことになって悔しい」とのコメントも心に残った。

●突然、身近な人間を失ってしまう死別……。柳田邦男氏は、この新型コロナによる死を「"さよなら"のない死」と表現している（『文藝春秋』11月号）。「志村さんの死は衝撃的で、コロナ死の特異性を痛感しました。入院後、すぐ重症化し、死に至るという点では突然死に近く、災害や事故、事件で突然、身近な人間を失ってしまう死別に近いです。アメリカのミネソタ大学のポーリン・ボス名誉教授の言う『あいまいな喪失』（ambiguous　loss）に該当します。生きているか死んでいるかわからない別れという意味です。看とれずに遺

骨だけが戻っても、家族はあいまいな喪失感を抱えたまま、葛藤に苦しむことがあります」……。「第2波」「第3波」が懸念されるなか、どんな看とりや別れのかたちが定着していくのだろうか。

●7月1日（水）、くもり時々雨。気温26.7℃。「入院76日目」……。ついに7月に突入した。天気情報によれば、低気圧や前線の影響で、東海を中心に大雨が降っている模様。関東にはこれから雨の予報が出ている。病室にいると外気温の皮膚感覚がわからない。

●主治医を通して、7月に予定されている私の担当する大学院での講義に関して、病理学分野の教授2人から「心配せず、しっかり養生してください」と連絡があった。申しわけない気持ちだが、早く治すことが先決と気持ちを切り替えた。

・気分は良好、バイタルサインも著変なしである。

・今回もまた、PCR検査は「陽性」であった。

●週3回（月・水・金）のPCR検査とともに、週1回（水）は「抗原検査」も実施しているが、これらの結果は退院の決定を左右することから、大いに気になるところである。今月19日は私の75歳の誕生日。なんとかそれまでには「退院したい」と強く願っている。

●「抗原検査」は咽頭から検体（咽頭拭い液）を採取するのだが、ではなぜ「咽頭」から検体を採取するかというと、新型コロナウイルスは上気道（鼻腔・咽頭・喉頭）から感染し、上気道と下気道（気管・気管支・肺など）で増殖すると考えられるためである。また、「PCR検査」と「抗原検査」の違いであるが、この2つの検査は、新型コロナウイルス中の「何」を検出するかにある。PCR検査では新型コロナウイルスの「遺伝子配列」を検出し、一方の抗原検査ではウイルス特有の「タンパク質＝抗原」を検出する。

「抗原検査」には2つの方法があって、1つは（＋）か（－）を見る「定性法」と、もう1つは量を数字で見る「定量法」がある。通常、病院では「定性法」

による検査が用いられる。ただ、この定性検査では多くのウイルスが必要となるため、ウイルス量が少ないと陰性となることから、PCR 検査で「再確認」することが望ましいとされる。PCR 検査と抗原検査で「陽性」であれば感染は確実であるが、かといって両方とも「陰性」であっても感染の確率が 100％ないというわけではない。ここが事をややこしくしている。

●ひとは感染症に 1 度かかると同じウイルスが再び侵入した際に、体を守る特殊な「タンパク質」（抗体）がつくられる。この血液中の「抗体」の有無や量を調べることで、「免疫」が備わっているかどうかがわかる（IgM 陽性は過去数週間の感染を示し、IgG 陽性は過去の感染を示す）。新型コロナウイルスは、感染者の約 8 割が軽症か無症状とされ、感染実態の把握が難しいことから、「抗体検査」を通じた実態解明が期待されている。

そういえば、先月（6 月）の 16 日、厚生労働省は「抗体検査」の結果を発表した。それによると、「陽性率」（抗体保有率）は、東京都で 0.10％、大阪府で 0.17％、宮城県で 0.03％であった。

●今月の 5 日は「東京都知事選挙」が行なわれるが、当方コロナの身、もちろん投票所には行けない。そこで不在者投票をすることにした。選管では「入院している人はその施設内で不在者投票することができる」ことになっている。初めてのことで、どこか新鮮だった。だが、自宅やホテルで療養しているコロナ感染者はどうなるのだろう。いかに投票のためとはいえ、「外出」は許されないのではないか。ここでもコロナによる新たな問題が発生している。

●7 月 2 日（木）、晴れ。気温 30.8℃。
「入院 77 日目」……。きょうも看護師さんたちは、帽子・ガウン・手袋・マスク、それに靴カバーなどを何重にもして、重装備で部屋に入ってくる。気温も 30℃を超え、加えて蒸し暑い。こんな日は、暑くて、苦しいだろう。長くは居られないはずなのに、無聊（ぶりょう）をかこっている私を慰めてくれるのだろう、いろいろな話をしてくれる。もちろん、みな孫のような子たちなの

で、私の他愛ない話を聞いてくれる。どこからか聞き及んだのか、「岡野先生は大学のお医者さんたちの元締めなんですってね!?」と言われたときにはビックリした。これは数年前まで日本大学医学部の「同窓会長」をしていたことを指しているのだが、どこからそんな話を聞いてきたのかと、思わず苦笑してしまった。入院中、2N（コロナ軽症者病棟）3N（ICU：集中治療室）ともに、看護師さんたちの対応は素晴らしいものであった。

・朝のバイタルサインの測定結果は「異常なし」。

・spO$_2$も正常で、気分・体調ともに良好である。

●そんな看護師さんたちにも難題が降りかかっている。2Nのある看護師さんは、家族から「家に帰ってくるな」と言われたといい、別の看護師さんは「もっと楽なところへ移ったら？」と家族から言われていると告白してくれた。この言葉に、いまの彼女たちの置かれている"立ち位置"が示されている。

私はいま、新型コロナウイルスに感染し、入院して治療と看護を受けているが、ベッドサイドで24時間ずっと看護しくれているのが看護師さんである。彼女（彼）らなしには入院生活は成立しない。そんな彼女らを傷つけ、苦しめているのが、心ない誹謗や中傷、それに偏見・差別である。

●日本看護協会には、「医療機関での業務終了後、タクシーに乗車しようとしたさい、看護職という理由で乗車を拒否された」「新型コロナウイルス感染症患者を受け入れている医療機関の看護職の子どもが、保育園の登園の自粛を求められた」「感染症病床で勤務していることが夫の会社に知られ、夫が勤務先より休むよう言われた」「親が新型コロナウイルス感染症患者を受け入れている医療機関に勤務していることを理由に、学校で子どもがいじめにあった」「妊娠を継続しながら医療機関で勤務しており、家族からは『出勤するな』と言われた。とはいえ看護職としての使命感と一緒に働いてきた仲間を蔑ろにできず、苦しい」「感染者を受け入れる病棟が限られる中で、対応する看護師も単身者等の条件で選抜され、自らの感染・家族への感染が不安で精神的につらい」……などといった悩みが寄せられているという。ほかにも、なじみの定食屋から「来ないでほしい」と言われたケースもあったという。

言葉の暴力は恐ろしい。家族にまで、いわれのない差別や偏見が向けられるのは間違っている。これではいくら高い使命感をもってしても、心が折れてしまうのではないかと危惧される。どこかで「コロナに感染することが悪い」という誤った認識が広がってしまった。

●「責任感だけでがんばっているが、本当は心身ともにクタクタ」「多忙な状況のなかで、差別的な対応をされると、とても悲しく、辞めたくなる」……。この声にどうこたえるか、国民が問われている。

◆この日、東京で107人の新規感染者が確認された。このうち夜の繁華街関連ではホストクラブ従業員から同居する家族への感染も確認された。小池知事は「感染拡大、要警戒」の段階にあるとして、とくに感染の確認が相次ぐ「夜の街、夜の繁華街」への外出を控えるよう呼びかけた。

●7月3日（金）、くもり時々雨。気温28.7℃。
「入院78日目」……本日より、「掛け布団」が夏バージョンの薄いものに変更となった。担当してくれたのは数少ない男性の看護師さんだった。従兄から水羊かん、くず餅、ジュースのパックなどを差し入れてもらった。

・気分、体調ともに良好で、バイタル数値も spO$_2$ の数値も、ともに正常範囲。ただ、今回もまた PCR 検査は「陽性」であった。もはや、残念の閾値を超えている。

●看護師さんたちへの誹謗や中傷、偏見や差別の実態は日本看護協会の調査からも明らかである。差別や偏見を受けた経験のある看護師は5人に1人（20％）、家族や親族が周囲の人から「心ない言葉をいわれた」という看護師はおよそ3人に1人（27％）にものぼり、子どもが通う学校などで入室を断られたり、地域の店舗や施設に入場を拒まれたりしたケースも約4％あった。さらには、感染が拡大した「第1波」（3〜4月）のあと、看護師の約6人に1人（15％）が病院を離職し、コロナ対応の病院では看護師の5人に1人（21％）が離職。そのためか、コロナ感染症対応の約半数（45％）の病院で看

護師不足であることもわかった。その一方で、コロナに「感染した」看護師は
わずか 0.2％だったという。

●コロナの感染拡大のうねりが「第 2 波」「第 3 波」「第 4 波」……と続けば、
この数字も変更されるに違いない。なんとしても看護師の離職の連鎖を防がな
ければならない。そのためには、安心して仕事ができる体制の構築と、「家族
への感染を心配し、帰らずに泊まり込むときの宿泊手当の補助や、危険手当の
配慮を」と訴える日本看護協会の声に耳を傾けたい。

●この日、「新型コロナウイルス感染症対策分科会」（第 1 回）が開かれた。
これまでの専門家会議は主に医学系専門家によるものであったが、これが廃止
され、新たに経済系・社会学系・自治体関係者などを加わった会議体となる。

●東京都内で 124 人の新規感染者が確認。うち 20〜30 代が 97 人（78％）。
感染者の半数以上を占めていることから、若者の行動変容が求められる。しか
し、彼らの行動を変えるのはむつかしい。人の行動を変容させるのは容易なこ
とではない。「行動変容」については改めて考えてみたい。国内の 1 日の感染
者が 2 か月ぶりに 200 人超えた。「第 2 波」の兆しか……。

●7 月 4 日（土）、くもり時々雨。気温 27.7℃。
「入院 79 日目」……。きょうは、アメリカの「独立記念日」（1776 年にイギ
リスから独立）である。アメリカ人にとって最も重要な日が、この「インディ
ペンデンス・デイ」である。1976 年（昭和 51）の建国 200 年は日本でも
大きな話題になった。

●昨夜は夜間に 1 回もトイレに起きず、安眠できた。おかげで朝 7 時まで寝
てしまい、恒例の朝の「テレビ体操」はできずじまいだった。しかし、そのほ
かのルーチンはいつもどおり、リハビリ運動を行ない、シャワーも浴び、食事
は完食した。

・体調も気分もともに良好で、バイタル数値にも異常はない。

●海外から空港（成田）に到着した乗客で、検疫により新型コロナの「無症

状病原体保有者」2名（インドとパキスタンから帰国）が見つかったという。無症状病原体保有者とは、熱や呼吸器などの症状はないが、PCR検査で「陽性」を示すウイルス保有者で、ほかの人にうつす可能性がある人のこと。厚労省のまとめでは、5月25日の段階で、16,386例中、1,753例が「無症状」であったとしている。この無症状病原体保有者が市中に感染を広げている可能性もあり、それが人々に恐怖と不安を生み出しているともいえる。

●7月5日（日）、くもり時々雨。気温28.1℃。
「入院80日目」……。都知事選は、即日開票の結果、小池都知事が再選された。コロナ禍中で、待機児童の減少、新型コロナの「第2波への備え」として、「CDC（アメリカ疾病対策センター）の東京版の創設」を訴えていた。ぜひに、実行に移して、早期の「コロナ収束」をお願いしたい。このところ、毎日「コロナ退散」と唱えている。
私が、新型コロナで入院していることを知らない同窓生から、「県支部会が中止になった」と連絡が入った。妻が11回目の差し入れに来てくれた。
・体調も気分も、バイタルサインも、異常なしである。
●人びとが「コロナ」を恐れることはわかる。それは「ウイルス」が目に見えず、正体がつかめない未知のものだからだ。だから見えるもの、「可視化」できるものを代替しようとする。その「対象」が姿の見える医療従事者というわけだ。彼らは、過度に恐れる気持ちから「偏見」という実態のない「化け物」を生み出したともいえる。医療従事者やその家族を可視化し、見える「敵」として遠ざけ、誹謗・中傷・差別・攻撃することによって、自らの「安心感」を得ているといえなくもない。
●日本看護協会の福井トシ子会長が、コロナウイルスは「3つの感染症」を引き起こすと述べていた。1つは「生物学的感染症」で、これはウイルスによる「疾病」そのものであり、2つ目は「心理学的感染症」で、これは見えないこと、治療法が確立されていないことによる強い不安や恐れだという。そして3

つ目が「社会学的感染症」で、不安や恐怖からくる「嫌悪・差別・偏見」だというのだ。じつに的確で、いい分析だと思った。いま、まさに社会的感染症が感染患者や看護師たちを襲っているということだろう。

●人は優しさを表現する一方で、不安や恐れから攻撃的行動に出るのもまた事実である。どうやら、「コロナ」は人の身体だけではなく、心にも感染し、行動を狂わせ、傷つけ、社会を分断させるウイルスのようだ。

●７月６日（月）、雨時々くもり。気温 26.9℃。
「入院 81 日目」……。朝のニュースで、熊本南部を再び大雨が襲っていると伝えていた。行方不明者も出ているらしい。コロナ禍の避難生活は大変だろうと推測する。それにひきかえ、病院は気温も湿度もコントロールされて快適で、申しわけなくさえ思う。

・体調、気分ともに良好である。

・バイタル数値は、体温：36.5℃、血圧：109/59、脈拍：70 と問題なし。spO_2 も「99％」とまったく問題なしであった。

・PCR 検査は、またもや「陽性」であった。なぜだ……。

●病院関係者によると、マスクやガウンなどの「防護具」が不足しているとのことだ。とくに使い捨ての「手袋」の不足は深刻だという。手袋は「コロナ」と闘う武器である。看護師さんはコロナ患者に直接触れ、接する時間も長い。しかも、病棟の掃除もするし、物も運ぶし、医師の指示を受けて医療も提供する。感染リスクが高い職場なのだ。

防護具は看護師にとって、まさに生命線である。中にはガウンの着替えがないためトイレにいくこともままならないとか、ガウンの代わりにゴミ袋を代用しているとも聞く。医療用マスクが不足しているというのに、市中でサージカルマスクが売られていると聞くと、いったいどういうことなのかと思う。

聞けば、マスクはその 7 割を中国の輸入に頼っているのだという。ビジネスであるからコストパフォーマンス優先は理解できるが、医療資材の不足は医療

の質、生死の明暗を決定づける要因でもあり、医療資材の安定供給の整備は必至である。

●７月７日（火）、くもり時々雨。気温 29.3℃。
「入院 82 日目」……。きょうは「七夕」。天の川の両岸にある牽牛星と織女星が年に一度、出会う日である。幼少のころ、笹竹を立て、五色の短冊に「願いごと」を書いて祈ったものだ。だが、小さいころから七夕はよく雨が降って、天の川が見えずに嘆いていた。この日の病院の夕食に七夕の「グリーティングカード」が付いてきて、「退院祈願」を書いた。
・体調も気分も良好で、バイタル数値もとくに問題はない。
・レントゲン検査の結果では、順調に回復しており、肺炎の陰影も消えてきている（写真参照）。
・昨日（6 日）の抗原検査は「陰性」であった。とてもうれしかったが、反面 PCR 検査は「陽性」で、天国と地獄を行ったり来たりである。
●マスク不足もさることながら、「人員の不足」も深刻だと聞く。緊急事態宣言発令以降、看護師不足が顕著になってきているという。もともと［2：1］（患者 2 人に看護師 1 人）の体制で看護師を配置していた病院が、コロナの感

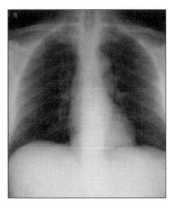

胸部レントゲン写真
ほとんど肺炎像はなくなってきている。（7月7日）

染拡大によって人工呼吸器やECMOの装着を必要とする患者に対応するためには［1:4］（患者1人に看護師4人）の看護体制が必要となる（場合によってはそれ以上かもしれない）。これは通常の4倍の人員を必要とするわけで、病院はその人数を集めなければならない。かといって、コロナ患者を担当していない看護師にも大きな負担がかかっていることを忘れてはならない。病院に入院している大半の患者はコロナ以外の患者なのだから……。

●加えて「院内感染」の問題も深刻さに輪をかけている。4月20日現在で、全国の院内感染は19都道府県、54施設に及ぶとのこと。状況しだいでは、さらに増えることが予想される。

医療機関で院内感染が発生すると、「なぜプロ集団が感染を起こすんだ」と非難され、激しい誹謗と憎悪の念が向けられてしまう。言い分もわからぬわけではないが、看護師さんたちは、この院内感染と向き合い、資材不足・人員不足の中で任務をこなし、一方で自身の感染不安と家族への感染に気づかいながら日々闘っている。しかも「接触」が不可避の仕事である。彼女らに適切な支援とエールをお願いしたい。

◆この日の全国の新規感染者は208名で、国内感染者は空港検疫やチャーター便での帰国者も含め、累計で2万人を突破した。

　　　　　　　　●7月8日（水）、くもり時々雨。気温28.5℃。
「入院83日目」……。このところ、どうしてもPCR検査・抗原検査とも「陰性」にならない。なっても一方は「陽性」ときている。なかなか"目"がそろわない。インフルエンザでは、抗原検査だけで陰性・陽性といえるのに、つい恨み節が出てしまう。だが、新型コロナに対する本当に有効な治療薬がない現状では、ウイルス感染に対して自身の持つ免疫力・自然治癒力に加え、現状で有効と考えられる抗ウイルス剤、それに臨床症状に対する「対症療法」に期待する以外ない。

・気分、体調ともに良好。

・バイタル数値も著変なく、spO$_2$もまったく問題なしである。

●感染者が出たことを公表した医療機関関係者の「手記」を拝見した。著者は、3月に大規模な院内感染が発生し、213人の感染者を出し、患者43人が死亡した東京・台東区の「永寿総合病院」の看護師さんである。コロナ医療の最前戦で闘う看護師さんたちの"思い"が痛いほど伝わってくる。一部を紹介してみたい。

「感染の拡大が判明した当初は、患者さんが次々と発熱するだけでなく、日に日にスタッフにも発熱者が増え、PCR検査の結果が病院に届く20時頃から、患者さんのベッド移動やスタッフの勤務調整に追われていました。なかなか正体がつかめない未知のウイルスへの恐怖に、泣きながら防護服を着るスタッフもいました。防護服の背中に名前を書いてあげながら、仲間を戦地に送り出しているような気持ちになりました」

「家族がいる私も、自分に何かあったときにどうするかを家族に伝えました。幼い子供を、遠くから眺めるだけで、抱きしめることができなかったスタッフ、食事を作るために一旦は帰宅しても、できるだけ接触しないようにして、ホテルに寝泊りするひとり親のスタッフもいました。家族に反対されて退職を希望するスタッフも出てきましたので、様々な事情を抱えながら、永寿が好きで働き続けてくれるこの人たちを何とかして守らなければ、今の業務を続けていくことはできないと強く感じました」

そんなある日（4月4日）、病院の前に「頑張れ、永寿病院　地元有志一同」の横断幕が張られる。それを見て、「まだ私たちはここにいてもいいんだ、と思えました。涙を拭きながら非常口を開けた」……。そして手記はこう締めくくられている。

「人の本質は、困難な状況に直面するとよりあらわになることを実感しました。困難な状況であるからこそ、思いやりのある行動や、人を優しく包むような言葉を宝物のように感じました」……。この手記に共感した医療関係者も多いのではないかと思う。私もその一人である。

コラム
手洗いの疫学

●「衛生」としての「手洗い」が習慣化したのは、どうやら明治になってからのようだ。「手を洗う」という行為は、古代からさまざまな宗教的な習慣や儀式として存在してきた。ユダヤ教では食事の前や帰宅後に手を洗い、イスラム教では礼拝の前に手を洗う。日本では神社を参拝する前に手水舎で手を洗う。だが、そのいずれもが「身を清めるため」の儀式であり、手指の汚れや微生物を除去するという「衛生的手洗い」とは異っている。

●「手に付着した何かが感染症を引き起こす」という仮説が生まれたのは、1840年代に入ってからである。感染症予防として、最初に「手洗い」の重要性に気づいたのはハンガリーの医師ゼンメルワイス（1818～1865）である。ただ不幸なことに、その気づきは細菌学が確立される前夜であった。

当時、多くの若い妊産婦たちが「産褥熱」（出産後にでる発熱）で亡くなっていた。ゼンメルワイスが勤めるオーストリアの「ウィーン総合病院」も同様で、産褥熱の温床であった。病院には「第一産科」と「第二産科」があり、第一産科で働いていたゼンメルワイスは産褥熱による産婦の死亡率の高さが第二産科に比べて著しく高いことに気づく（1846年）。だが、当時はまだ「ミアズマ」（瘴気）と呼ばれる有害な「気体」が病気を蔓延させるものと信じられていた時代である。死体解剖を行なった医師が手を洗うことなく出産に立ち会うことに何のためらいも、疑いももたなかった。

事実は、第一産科は男性医師たちが担当し、第二産科は女性助産師たちが担当していたこと、そして助産師が赤ちゃんを取り上げたときに産褥熱による産婦の死亡率が第一産科の半分ほどであること、であった。この現象を説明するため、ゼンメルワイスはいくつかの仮説を立て、それを一つひとつ検証していった。その結果、ある因果関係を発見する。それは解剖用の「死体」にあった。当時は医師が診察の前に手を洗う習慣はなく、医師と医学生は午前中に解剖実習を行ない、そのまま午後に産科病棟での診察や出産に対応し

ていた。一方の助産師たちは解剖用の死体と接触する機会はなく、産科病棟でのみ働いていた。そんなある日、ゼンメルワイスの同僚が産褥熱で死亡した患者の遺体の検体解剖を行なった際、指を傷つけてしまい、その後、産婦と似たような症状を発し、死亡してしまう。

これらの事実から、ゼンメルワイスは「死体粒子」（いわゆる病原体）が医師や学生の"手"を通じて産婦たちに移されているのではないかとの仮説を立て、解剖台の「臭い消し」に塩素消毒が使われていることにヒントを得て、「次亜塩素酸カルシウム」（いわゆる「さらし粉」。強い殺菌・漂白作用をもつ。$CaCl(ClO) \cdot H_2O$ または $Ca(ClO)_2$ の粉末）による手の消毒を学生や部下の医師たちに義務づけた。その結果、1847年4月の時点で18.3％であった第一産科の死亡率が、5月半ばの「手洗い」の導入によって、6月には2.2％、7月は1.2％、そして8月には1.9％と劇的な減少をみた。さらには解剖の場にも手洗いの指導が入り、翌年には2回も月間「0％」を達成したのだった。こうして彼は、病原体が死体から生体への「接触」によって感染することを証明してみせた。

いまでこそ、産褥熱は産道の創傷から連鎖球菌などの「細菌」の侵入によって起こることが立証されているが、当時「病原菌説」はまだ確立されていない時代である。死亡率が大幅に下がったものの、ほかの医師たちの大半からはこの手洗い消毒を「無意味な消毒」として無視されたり、否定されたり、嘲笑すらされた。だが、彼はあきらめず、第二の大発見をする。それは、病原体が死体から生体に伝染するばかりでなく、現在産褥熱に冒されている患者の生体から健康体にも伝染するという事象だった。こうしてゼンメルワイスは世界で初めて「接触感染」を発見するとともに、「死体から生体」へ、「生体から生体」へ感染するという「伝染の法則」を発見したのである。だが、ゼンメルワイスの考えは急進的であったことから、彼の理論は受け入れられず、黙殺と嘲笑の果て、政治的理由からウィーンの医学界から追放され、精神に異常をきたし、非業な死を遂げる。

その後、ルイ・パスツール、ロベルト・コッホらによって、次々と"見えない敵"（細菌）の正体が突き止められ、踏破されていく。そして、「手洗い」は医療現場から一般市民へと広がっていくことになる。（参考：玉城英彦『手洗いの疫学とゼンメルワイスの闘い』、2017、人間と歴史社）

7
ついにPCR陰性化

● 2020年7月9日（木）、雨一時くもり。気温 26.1℃。
「入院 84 日目」……。早朝（午前 6 時 5 分ごろ）、地震があった。
入院後 12 週間が経過した。退屈ではあるが、いろんなことに興味を持って、
いろんなことに挑戦するのが私のモットーである。それにしても長いこと病院
にいると、集中力が続かず、すぐに投げ出したりしてしまうことしきりであ
る。いや、はっきり言ってしまえば"つまらない"のである。ただ、退院後、
診療活動に困らないよう、体操とリハビリ運動は毎日しっかり続けている。
・体調も気分も変化なく、バイタル数値および spO_2 にもとくに問題はない。
・血液検査の結果は、炎症反応を示す CRP は 0.1 以下で、WBC（白血球）
も 5100 と正常であった。その他の検査事項に異常は認められなかった。
●そこで、時間もたっぷりあることから、まず日本の「パンデミック」につい
て調べてみた。近代において、日本を襲ったパンデミックは、1890 年（明治
23）の「ロシア風邪」、1918 年（大正 7）の「スペイン風邪」、1957 年（昭和
32）の「アジア風邪」、そして最近では 1969 年（昭和 44）の「香港風邪」な
どがある。1890 年の「ロシア風邪」では、明治天皇の側近であった元田永孚
（もとだながざね。1818〜1891）や、明治新政府で太政大臣をつとめた三条実
美（さんじょうさねとみ。1837〜1891）が犠牲となった。「インフルエンザ」
を「流行性感冒」と呼ぶようになったのもこの頃からである。
●なかでも、被害の規模が最も大きかったのは、「スペイン風邪」であった。
今から 100 年ほど前のことである。記録に残る最初の感染確認は、第一次世
界大戦（1914 年 7 月 28 日〜1918 年 11 月 11 日）末期の 1918 年 3 月 4 日、

アメリカ・カンザス州ファンストン基地で発熱・頭痛を訴えるアメリカ軍兵士たちだったといわれる。その後、アメリカからの派遣軍がヨーロッパに上陸、またたく間にヨーロッパ全域に感染が拡がった。さらに感染はアジア、アフリカ、南米等へと拡大し、1918年6月頃までに全世界を席巻した。世界人口の3分の1が感染したとされる。その正体は、「インフルエンザA型（H1N1）ウイルス」である。わが国のスペイン風邪流行は、1918年（大正7）4月、台湾（当時日本統治下にあった）巡業中の大相撲力士から始まったとされる。（速水融『日本を襲ったスペイン・インフルエンザ』、藤原書店・2006）

● 1922年刊の日本内務省衛生局編集『流行性感冒－スペイン風邪大流行の記録』（2008年翻刻）によると、日本国内では「第1波」（1918年8月〜1919年7月）、「第2波」（1919年10月〜1920年7月）、「第3波」（1920年8月〜1921年7月）と流行が発生した。現在、ようやく新型コロナの「第1波」が過ぎたいまこそ、感染拡大の「第2波」「第3波」への備えが必要と思う。当時の記録と統計を示して今後の教訓に供したい。何らかの"発見"や予防の"手がかり"があるかもしれない。

【スペインかぜによる年次別・男女別・死亡者数】
・1918年：男子34,488人、女子35,336人：計69,824人
・1919年：男子21,415人、女子20,571人：計41,986人
・1920年：男子53,555人、女子54,873人：計108,428人
【スペインかぜの流行状況】
［第1波］
・流行期間：1918年8月〜1919年7月
・患者数：21,168,398人
・死亡者数：257,363人
・人口1000人当たりの死亡者数：4.50人
・患者100人当たりの死亡者数：1.22人
［第2波］

・流行期間：1919 年 10 月〜1920 年 7 月

・患者数：2,412,097 人

・死亡者数：127,666 人

・人口 1000 人当たりの死亡者数：2.20 人

・患者 100 人当たりの死亡者数：5.29 人

［第 3 波］

・流行期間：1920 年 8 月〜1921 年 7 月

・患者数：224,178 人

・死亡者数：3,698 人

・人口 1000 人当たりの死亡者数：0.06 人

・患者 100 人当たりの死亡者数：1.65 人

●スペイン風邪による死亡者のピークは、1918 年（大正 7）11 月と 1920 年
（大正 9）1 月の 2 回あった。「1 回目」（第 1 波）の流行は、1918 年 8 月下旬
から 9 月上旬より始まり、10 月上旬には全国に蔓延。感染の拡大は急速で、
11 月には患者数・死亡者数とも最大に達した。「2 回目」（第 2 波）の流行は
1919 年 10 月下旬から始まり、1920 年 1 月末が流行のピークであった。いず
れの時も、大規模流行の期間はおよそピークの前後 4 週程度であった。「前後
4 週間」という流行期間は通常のインフルエンザ流行の場合と同じである。

●「1 回目」（第 1 波）の流行による「死亡者数」は、1918 年 10 月より顕著
に増加をはじめ、同年 11 月には男子 21,830 人、女子 22,503 人、合計 44,333
人のピークを示した。その後、1918 年 12 月、1919 年 1 月と 2 カ月続けて減
少したが、2 月には男子 5,257 人、女子 5,146 人、合計 10,403 人と一時増加
し、その後減少した。「第 1 回目」の流行時、日本の総人口は 56,667,328 人
（1918 年 12 月 31 日時点：日本帝国人口静態統計）で、患者数が 21,168,398
人であったことから、全国民の 3 人に 1 人（37.3％）がスペイン風邪に罹患し
たことになる。

「2 回目」（第 2 波）の流行による死亡者数は、1919 年 12 月より増加し、

1920 年 1 月に男子 19,835 人、女子 19,727 人、合計 39,562 人とピークに達し、その後減少した。

●スペイン風邪による死亡の中心は 20〜40 歳代の青壮年であった。男性では 21〜23 歳および 33〜35 歳で、女性ではいずれの期間においても 24〜26 歳であった。通常、季節性インフルエンザによる死亡者は、65 歳以上の高齢者が大部分であるのに対し、スペイン風邪では青壮年に死亡者が多かった。これは特徴的である。

また、生存患者（計 124 人）と死亡患者（計 8 人）とを比較した結果から、死亡者は入院時、体温が高く（生存者平均 38.7℃：死亡者平均 39.9℃）、心拍数が多く（生存者平均 89：死亡者平均 106／分）、胸部聴診上雑音があり（生存者平均 54%：死亡者平均 100%）、苦悶様顔貌を呈している（生存者平均 4%：死亡者平均 38%）ことがわかった。これは肺炎の合併を疑わせる所見である。記録には、青年が入院後 5〜6 日で死亡する例も報告されており、ウイルス性肺炎を起こしていた可能性が疑われる。

　　　　　　　　　●7 月 10 日（金）、雨時々くもり。気温 28℃。
「入院 85 目」……。この日、主治医が「PCR 検査で陰性になった」といって、陰性結果の写しを見せてくれた。入院 85 日目、ICU（集中治療室）を出てから 65 日目にして「ようやく」である。飛び上がるほどにうれしかった。
本人の私ばかりか、主治医の先生方もとても喜んでくださり、わざわざ陰性結果をプリントアウトして見せてくれた。
・体調も気分も絶好調。
・バイタル数値も、spO_2 の数値もすべて正常値である。
●前出の『流行性感冒－スペイン風邪大流行の記録』を読んでいたら、おもしろいことに気づいた。その中に「流行性感冒予防心得」というのがあって、一般民衆にスペイン風邪への対処を呼びかける内容なのだが、驚くほどいま現在のコロナ対策の予防法と似ているのである。原文のまま紹介してみたい（数字

は漢数字を算用数字に直してある）。

【はやりかぜは如何して伝染するか】

●はやりかぜは主に人から人に伝染する病気であるかぜを引いた人が咳や嚏（くしゃみ）をすると眼にも見えない程微細な泡沫が3、4尺（約1メートル）周囲に吹き飛ばされ夫（そ）れを吸ひ込んだ者は此病に罹る。かぜを引いて治つた人も当分の間は鼻の奥や咽頭に此病毒が残つて居り又健康な人の中にも鼻や咽頭に病毒を持て居ることがある是等の人々の咳や嚏の泡沫も病人同様危険である。

【罹らぬには】

1：病人又は病人らしい者、咳する者には近寄ってはならぬ。

病中話などするのは病人の為めでもないから見舞に行つても可成玄関ですますがよい。

病家では御客様を絶対に病室には案内してはならぬ。

2：沢山人の集つて居る所に立ち入るな。

時節柄芝居、寄席、活動写真などには行かぬがよい。

急用ならざる限りは電車などに乗らずに歩く方が安全である。

かぜの流行する時節に人に近寄る時は用心して人の咳や嚏（くしゃみ）の泡沫を吸ひ込まぬ様注意なさい。

3：人の集つて居る場所、電車、汽車などの内では必ず呼吸保護器（「レスピレーター」、又は「ガーゼマスク」ともいふ）を掛け、それでなくば、鼻、口、を「ハンケチ」手拭などで軽く被ひなさい。

「ハンケチ」も手拭もあてずに無遠慮に咳する人、嚏する人から遠かれ。

4：塩水か微温湯にて度々含嗽せよ、含嗽（注：うがいのこと）薬なれば尚ほ良し。

食後、寝る前には必ず含嗽を忘れるな。

【罹つたなら】

1：かぜを引いたなと思つたなら直に寝床に潜り込み医師を呼べ。

普通のかぜと馬鹿にして売薬療治で安心するな、外出したり、無理をすると肺炎を起し取り返しの着かぬことになる。

2：病人の部屋は可成別にし看護人の外は其の部屋に入れてはならぬ。

看護人や家内のものでも病室に入るときは必ず呼吸保護器を掛けよ。

3：治つたと思つても医師の許しのある迄は外に出るな。

地震の震り返しよりも此病気の再発は怖ろしい。

【此外気を付くべきことは】

1：家の内外を清潔に掃除し天気のときは戸障子を開け放て。

室の掃除は可成塵埃の立たざる様に雑巾掛けするのが一等。

家の周囲は塵埃の立たぬやうに先づ水を撒いて後掃け。

学校、幼稚園、寄宿舎、工場などでは殊に是等の事に気を付けよ。

旅人宿、貸席などは客のない間は日中必ず部屋の障子を開けて置け。

2：寝具寝衣などは晴天の日には必ず日に曝せ。

3：用心に亡びなし、健康者も用心が肝心。

幼弱なる子供、老人、持病ある者は殊に用心せよ。

4：人前で咳や嚔をするときは公徳を重じ必ず「ハンケチ」か手拭などで鼻、口を被へ。

5：病人の略痰、鼻汁などで汚れたものは焼くか煮るか薬で消毒せよ。

病室内の汚れたものゝ始末は医師に相談して遺漏ない様にせよ。

更に本病の為め生業を失ひ医療に浴し得ざる者に対しては救療上適当の方法を講ずる様再び左の如き通牒を地方長官に発し尚本省在勤の防疫職員を機に応じ流行激しき地方に派して之れが予防救療を督励せしめたり。

発衛第27号

大正8年2月5日

●どうだろう。時代は変わっても、変わることのない守るべき基本がここに見てとれる。「3密」（密閉・密集・密接）を避けることや、マスク・咳エチケッ

ト、うがい（含嗽）など、衛生上の注意はいまも同じである。

当時、これといった有効な治療法をほとんど持たず、安静・輸液・解熱剤など
の対症療法が主であった。それでも感染拡大（流行）を少しでも食い止めよう
と、わずかな資源と英知をもって、この未知なる伝染病へ対処しようとした人
びとの勇気、そして官民医一体となってこの「国難」に立ち向かった人びとの
真剣さと真摯さが伝わってくる。あれから 100 年……。われわれはどれほど
進歩したのだろうか。

●この日、観光業界を支援する「Go To トラベル」キャンペーンを、当初予
定の 8 月上旬から前倒して、7 月 22 日から始めるとの発表があった。旅行代
金の半額分を、1 人 1 泊あたり 2 万円を上限に補助するという。しかし、大都
市圏で感染が拡大する中で、感染者数が少ない観光地にウイルスが持ち込まれ
る可能性もあり、懸念される。

　　　　　　　　　　　　　　●7 月 11 日（土）、くもり時々雨。気温 31.2℃。
「入院 86 日目」……。PCR 検査が陰性化したこともあり、気分がいい。食事
も毎回完食し、体重も 57kg にまで回復した。

・バイタル数値は、血圧：110/62、脈拍：72、体温 36.0℃。spO_2 は 99％と
まったく問題なしである。

・体調も良好で、体操・踏み台の上り下りのフットワークが軽く感じる。

・血液検査の結果は、CRP（炎症反応）は 0.1 以下、WBC（白血球）も
5100 と、完全に炎症がない状態である。

●住み慣れた家で、最期まで過ごしたい。その希望を叶えるのが「在宅医療」
である。その在宅医療が岐路にあるという。原因は、医師・スタッフの感染ま
たは濃厚接触や、ガウンや N95 マスクといった防護具の不足などで、一部の
施設では診療を停止しているところもあるという。なかには、保育園からス
タッフの子どもの預かりを拒否されて出勤に支障が出るなど、ここにも偏見や
差別があるのを知った。

◆この日も東京で206人の新規感染が確認され、累計7,721人となった。7月に入って連日高水準の新規感染が確認されている。今年の「隅田川花火大会」は中止となった。

●7月12日（日）、くもり。気温32.5℃。
「入院87日目」……。きょうは曇り空で、気温も高く蒸し暑い。熱中症に気をつけるよう妻に伝えておこう。その妻が、義弟とともに差し入れに来てくれた。こんな蒸し暑い日に、ありがたいことである。
・体調、気分とも良好。
・バイタル数値およびspO_2に変化はなく、問題なしである。
●全国知事会の発表によると、6月19日時点で「5人以上」のクラスター発生が238件あり、うち84件（35％）が医療機関で、高齢者福祉施設などの社会福祉施設は62件（26％）であった。半数が医療・福祉施設ということになる。医療機関での多発については、「無症状による発見の遅れや、陰性を確認しないままの転院などが要因」と分析している。
●そのクラスターの発生のリスクが高いのが、密閉・密集・密接の「3密」が重なるところである。その危険性を教えてくれる事例がある。それは第一次世界大戦中（1914〜1918）に起こった「巡洋艦・矢矧（やはぎ）事件」である。1918年に始まる「スペイン風邪」はまたたく間に世界に伝播し、「パンデミック」（世界的流行）となった。当時、日本は連合国陣営に属し、1914年（大正3）8月15日、ドイツに最後通牒を行ない、同8月23日に宣戦布告、青島（チンタオ）および南洋諸島を占領した。「矢矧」（5000トン）も南洋諸島占領作戦に参加、さらに日英同盟に基づき、イギリスからの依頼を受け、オーストラリア方面での約2年に及ぶ海上警備・索敵の任務にあたっていた。任務終了後、計469人を乗せて、母港・呉に帰投中、1918年11月にシンガポールに入港する。そこで悲劇は起きた。艦長（山口伝一大佐）は、交代艦（「千歳」）が来るまで上陸を許した。

「11月21日及び22日下士卒に対し、約4時間宛下士卒集会所に限り半舷上陸を許可せり」。

そこで一時上陸した乗組員によりインフルエンザウイルス（H1N1型）が船内に持ち込まれ、またたく間に伝播し、看護手・軍医も倒れる。

「11月24日、突如4名の熱性患者発生す。流行性感冒たるの確証なきも現下の情勢に鑑み直ちに上甲板第一兵員室を隔離所とし」「11月30日、午後4時、マニラに向け出港す。夕食後、総員の検診を行ないたるに約25名の軽易なる熱性患者を発見し、翌12月1日数回の検診を行ない、（中略）同日午後には通計69名に達し、情況甚だ憂うべきものあり」「患者の診察投薬意に任せず、艦内至る所、患者転倒し、呻吟苦悩の声を聴くも如何ともする能はず惨憺たる光景を呈せり」……。

最終的に306人（65%）が発症、うち48人が死亡（致死率16%）した。

一方、シンガポールから乗り込んだ便乗者の中に、スペイン風邪に1度かかって回復した者がいたが、その彼らは発症しなかった。このことから、インフルエンザウイルスに1度かかると「免疫」ができ、2度かからないことがわかった。その後、国民の大部分が免疫を獲得するにつれて死亡率も低下し、スペイン風邪は季節性インフルエンザに移行し、収束していく。

●軍艦はその防御性能から気密性が高く、閉鎖空間で、いわゆる「3密」（①換気の悪い密閉空間、②多くの人が密集している、③互いに手を伸ばしたら届く距離での会話や発声が行なわれる）の条件を満たした環境にある。新型コロナにおけるクラスター（集団感染）発生の共通点も、上記の3つの条件が同時に重なった場所である。

●7月13日（月）、くもり時々雨。気温25℃。

「入院88日目」……。きょうも曇天から雨粒が落ちて肌寒いくらいである。梅雨はいつ明けるのか、スッキリしない空模様だ。「朝が来ない夜はない」というが、きょうは悪い知らせだ。せっかく前々回のPCR検査で「陰性」に

なったのに、一転、10日（金曜日）のPCR検査は「陽性」であった。いつになったら夜が明けるのだろうか。いずれにせよ、PCR検査で2回続けて「陰性」にならなければ退院の許可は下りない。気持ちが萎えていくが、「1回は陰性が出たのだ」と気を取り直して、妻に「退院の準備をしてほしい」とリクエストした。

・体調は悪くはないが、PCRの結果もあって気分はスッキリしない。

・バイタル数値およびspO$_2$に異常は見当たらない。

●この日、ICU（集中治療室）から戻ってきて入室した2N（コロナ軽症者病棟）の13号室から、初めに入った「1号室」へ「移って欲しい」と言われた。理由は、コロナ対策には空調・換気がとても大事なので、その工事が進められていたが、先に施した道路側の部屋の工事が済んだので「そちらへ移るように」とのことだった。13号室はもともと「透析室」で、3人部屋だったところを、1人で使えたのはありがたいことだった。1号室は「個室」でよいのだが、何しろ狭く、運動には適していない。しかし、立場上、文句は言えない。

　　　　　　　●7月14日（火）、雨のちくもり。気温23.7℃

「入院89日目」……。きょうは「パリ祭」（巴里祭）。パリがフランス革命記念日のお祝いムード一色に染まる特別な日だ。「汝が胸の谷間の汗や巴里祭」とうたったのは女性論で名を馳せた楠本憲吉（1921〜1988）である。さすがに今年はコロナの影響を受け、軍事パレードはセレモニーの形とのことだが、コンサートは無観客で行なわれるらしい。

・きょうは、ルーチン（毎週火曜）の血液検査と胸部レントゲン写真撮影が行なわれた。

・血液検査の結果は、CRP（炎症反応）：0.1以下、WBC（白血球）：4800で、まったく問題なし。肝機能および腎機能も異常なしであった。

・アミラーゼ：108U/L、ヘモグロビン：5.1％、血糖値：99mg/dl で脂質も異常なしである。

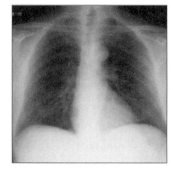

胸部レントゲン写真
すりガラス状を特徴とする新型コロナの肺炎像はほぼ消えている。（7月14日）

・間質性肺炎の活動を見る「KL-6」は358U/mlで、正常範囲内であった。

・胸部レントゲン写真からは、すりガラス状を特徴とする新型コロナの肺炎像はほぼ消えていて、ほぼ改善していることを示していた。

・体調も気分も良好。

・バイタル数値およびspO_2の数値にも異常はない。

一度PCRが陰性だったのに再度「陽性」となったことから、妻はひどく落ち込んでしまった。再度陰性化のために自力でウイルスを排出するよう、免疫力を上げていくしかない。

●1918年（大正7）、8月に日本を襲ったスペイン風邪は、各地の学校や軍隊を中心に1カ月ほどのうちに瞬く間に全国に広がり、10月末には、郵便・電話局員、工場・炭鉱労働者、鉄道会社従業員、医療従事者などが感染し、経済活動や公共サービス、医療に支障が出はじめ、新聞紙面には「悪性感冒猖獗（しょうけつ）」「罹患者の5％が死亡」、山間部では「感冒のため一村全滅」といった報道が見られるようになった。

看護師不足も深刻になった。「看護婦が足らぬ。当局も苦心している。今は幾十円の金を出しても既に看護婦を得る事が出来ない」（1920年1月18日付「九州日報」）。さらには死者の数も驚異だった。「患者が1600人に達し、1〜5日の死者が104人にも上り」（1920年1月7日付「九州日報」）とあるように、各地で死者が急増、火葬場が混雑し、東京の焼場では死体を焼くのが間に合わず、神戸では夢野と春日野の2カ所に火葬場があったが、それぞれ100

体以上の死体が運ばれ、処理能力を超えてしまい、棺桶が放置されるありさま
となった。マスク不足も深刻で、一部無料配布も行なわれたが、マスクの生産
が需要に追い付かなかったという。マスク不足は今も昔も同様である。

●7月15日（水）、雨。気温22℃

「入院90日目」……。きょうは気温が低く、外は雨が降って寒いくらいだと
看護師さんが教えてくれた。季節外れにやってくるのが梅雨寒だ。
月曜日のPCR検査結果で「陰性が出た」と告げられた。うれしいのだが、な
ぜか気持ちが晴れない。先日の結果がトラウマになっているようだ。浮かれ
ず、次の検査結果に期待をかけたい。

・体調も、気分も良好。
・バイタル数値およびspO_2にも大きな変化はない。

妻が13回目の差し入れに来てくれた。看護師さんの粋な計らいで、1号室の
窓から道路にいる妻に手を振ることができた。妻もそれを見て、大感激の様子
だった。

●さて、きょうは日本の「水際対策」を振り返ってみたい。近代の日本におい
て、水際の感染症対策は常に国の最重要課題であった。とくに第二次世界大
戦（太平洋戦争）の戦中・戦後の日本の衛生状態は極度に悪化、結核・腸チフ
ス・赤痢・ジフテリア・マラリア・コレラ・日本脳炎・寄生虫病など、多数の
感染症がまん延した。そのうえ、外地から未知の感染症も多く持ち込まれ、水
際の感染症対策は日本の安全・安心な社会を構築するための重要な課題であっ
た。現代は人や物の移動が高速化・大量化しているため、病原体がまん延する
スピードも速くなっており、短期間でパンデミック化する危険性が高くなって
いる。その意味でも「水際作戦」の重要性は今後とも変わらないだろう。

●1942年（昭和17）から1943年にかけて、長崎・呉・神戸・大阪などの
港湾都市で「デング熱」の流行が起きた。当時、戦線が一番拡大している時
期で、ビルマ（現ミャンマー）からソロモン諸島まで東西7,000キロ、南北

5,000キロという広大な戦域に手を広げ、外地から頻繁に商用船・軍艦などが港に入港していた。長崎では、馬来（マレーシア）から長崎港に入港した船内に"水たまり"があり、そこに「ネッタイシマカ」の幼虫が泳いでいるのが発見され、乗組員75人中13人がデング熱に罹った（1943年）。神戸港では南方から帰来した船からデング熱が発症し、各所で感染がみられた（1942年）。大阪では1942年から44年にかけて港湾地域から流行が始まり、住宅地にまで感染流行が広がったという。日本の主な港湾都市の周辺で広がった感染者は20万人ともいわれる。

●東京都は、感染状況の評価を「拡大しつつある」から、最も深刻な「拡大している」に引き上げ、小池知事は「感染拡大警報を発すべき状況にある」との認識を示した。また、日本医師会は新型コロナに対する「対策再強化宣言」を発表。中川俊男会長は「収束していないのに前倒しでやるのはいかがなものか」と「Go To トラベルキャンペーン」の実施をけん制した。

●7月16日（木）、くもり。気温24.6℃

「入院91日目」……。ここ数日、梅雨空で気温が低い日が続いている。大阪は真夏の暑さだという。その大阪で、私と誕生日が同じ、藤井聡太君が「棋聖位」を獲得した。17歳11カ月での「快挙！」である。

きょうで、入院後丸3カ月経過した。もうじき誕生日（19日）が来る。誕生日は何としても「家で祝いたい」と願っている。

・体調および気分も良好である。

・バイタル数値にもとくに変化はない。

●「水際作戦」の続きである。終戦直後、外地にあった軍人や一般人が続々と引き揚げてきた。その数およそ660万人。当時、引き揚げ船は全国の12の港で受け入れていた。ただし、「コレラ患者」が発生した船はすべて検疫体制が整っていた「浦賀港」にまわされた。検疫を受けるために、一時は20隻あまりの船が沖に停泊し、狭い船内にはおよそ10万の兵士が不衛生な環境で待機

の時間を過ごしていた。当時の様子を物語るいくつかの証言が残されている。
「甲板での遺体のお見送りは毎日続いている。乗船以来1カ月になるが、何の対策も講じられず人々の不安はいつ再び暴発するかわからない」（陸軍中隊長）
その危険な船内で自らの危険を顧みず闘っていたのが、全国から浦賀に招集された医師や看護師たちであった。しかもその最前線に立って、主に現場の作業に携わったのは、まだ20歳前後の若い看護師たちであった。
「防疫服を着て焼け付く甲板での検疫作業は、本当に苦しいものでした」「患者に吐物を頭からかぶせられたり、背負われたまま下痢をする者もおり、命がけの仕事の連続であった」（看護師）
●この姿はいまコロナの医療現場で働く看護師とオーバーラップする。二重の手袋をはめ、マスク・エプロン・ガウンなど、「防疫服」ならぬ「防護具」に身を包んで、暑い中でも淡々（一見そう見える）とコロナ患者の看護に当たっている看護師たち。直接患者に触れ、接する時間も長く、「いつ自分も感染するかわからない」という中で、命を危険にさらしながら患者をケアしている。さらには、家族に看とられることもなく、納体袋に入れられ、誰にも顔を見られず火葬場に送られていく患者を、敬意を表した一礼で見送る看護師たち……。まさに「戦場」であり、「最前線」とはこのことだろう。いつの時代も、水際の最前線に立つのは、医師はもとより看護師たちである。
●コレラの水際作戦について、「公衆衛生」（3巻1号、1947年11月）にはこう記されている。
「昭和21年3月29日引揚邦人を満載して廣東（カントン）を出港した引揚船V075號が、一路内地に向け航行中、4月1日以來連日1〜5名の下痢叉は吐瀉患者を發生し、4月5日浦賀港に入港するに及び同患者は眞性コレラと診定されるに至つた。これが昭和20年10月外地よりの引揚を開始して以來はじめて内地に侵入したコレラの初發患者である。爾來同年5月上旬に至る迄引續き同方面よりの引揚船にコレラ患者を續出し、更に5月中旬海防よりの、6月下旬には釜山よりの、7月上旬より中旬にわたる上海よりの引揚船にコレラ患者を發生した。この間、浦賀檢疫所においては前例に未だかつてみない多數

の檢體を取扱い、分離したコレラ菌株は千餘株に達したのである」

　　　　　　　　　　●7月17日（金）、雨のちくもり。気温 20.6℃
「入院 92 日目」……。またしても水曜日（15 日）の PCR 検査は「陽性」で
あった。月曜（13 日）の PCR 検査が「陰性」だったので、大いに期待した
が、それもつかの間、また「陽性」に逆戻りしてしまった。これまで数回、抗
原検査は「陰性」だったので、「これで良し」としてもらえないかと思ったの
であるが……。次の検査結果に期待をつなげて待とう。
このところ、毎日、妻から電話が来ると、スピーカーにして「富士山」の歌を
一緒に歌っている。「あたまをくものうえにだし　しほうのやまをみおろして
……」。連続陰性を勝ち取り、正々堂々と退院して見せると意気込んでいる自
分がいた。
・体重は 57kg まで回復。体調および気分も良好である。
・バイタル数値も spO$_2$ にも著変なし。
●今年（2020 年）の 4 月の初め、コロナの感染拡大が見られたことから、政
府は 7 日に「緊急事態宣言」を出した。それを機に、国民の多くがマスクを
し、外出を控え、3 密を避けて感染拡大を防ぐという意識が高まった。街は閑
散とし、道行く人も少なく、電車もガラガラだったと聞いた。16 日には「緊
急事態宣言」を全国に拡大、新規感染者も減少して、5 月 25 日の緊急事態宣
言解除の頃には何とか感染拡大を抑えることができたように見えた。
ところが、100 年前の「スペイン風邪」の時にも「第 2 波」「第 3 波」があっ
たことを知る識者から、感染拡大防止のための有効な対策を講じなければ「必
ず第 2 波が来る」「第 3 波が来る」との警鐘がなされたにもかかわらず、政治
家は「経済が回らなくなる」との危機感から、感染防止が第一義にもかかわ
らず、経済も回そうとして “チグハグ” な、虻蜂（あぶはち）取らずの政策に
走った。感染防御と経済活動を同時に行なうことは困難である。政府の、新型
コロナ感染症を抑えることと、経済を回すことを同時に良くしようという考え

は虫がよすぎる。医療に携わる私に言わせれば、「甘い」と思う。初めに感染症を抑える対策を講じない限り、経済は回らないと肝に銘ずべきである。

●政府は、感染防止を「自己責任」にして、経済活動を戻すつもりだろうか。それだと、医療への圧力が増し、医療崩壊のトリガー（引き金）にもなりかねない。優先順位を考えるなら、まず重症化しやすい高齢者の感染防止に重点をおいた政策を優先すべきだろう。有効な治療が確立されるまで、ワクチンのメドが立つまでは、選択肢はそれしかないと思う。そこをあいまい（どっちつかず）にすると、「第2波」「第3波」の襲来の感は否めない。

●こうした政府の対応のあいまいさはどこに起因するのか。100年前、すでに与謝野晶子（1878〜1942）はその本質を見抜いていた。

「盗人を見てから縄を綯（な）うと云うような日本人の便宜主義がこう云う場合にも目に附きます。どの幼稚園も、どの小学や女学校も、生徒が7、8分通り風邪に罹って仕舞って後に、漸（ようや）く相談会などを開いて幾日かの休校を決しました。どの学校にも学校医と云う者がありながら、衛生上の豫防や応急手段に就（つい）て不親切も甚だしいと思います。米騒動が起らねば物価暴騰の苦痛が有産階級に解らず、学生の凍死をみねば非科学的な登山旅行の危険が教育界に解らないのと同じく、日本人に共通した目前主義や便宜主義の性癖の致す所だと思います」。（「感冒の床から」）

なお、「米騒動」とは、1918年7月に富山魚津町の主婦たちが米価引き下げを求めて実力行使（越中女一揆とも）を契機に全国に及んだ騒動のことである。

◆この日、東京で293人の新規感染者が確認された。1日の感染者数としては過去最多で、累計8,932人となった。東京都では、PCR検査を1日あたり4000件以上実施しており、これが「感染増」の一因になっているとしている。

●7月18日（土）、雨時々くもり。気温22℃

「入院93日目」……。ここ数日、夏とは思えない低気温で、きょうは部屋にいても肌寒さが伝わってくる。

これまで何度も PCR 検査で「陰性」になってきた。ただ「連続 2 回」というのがない。厚労省の退院基準からも退院の要件は満たしている。主治医も「退院後すぐにでも仕事ができますよ」と言ってくれている。退院となれば、これまで 2 カ月以上も続けてやってきた体操やリハビリ運動が役に立つときがくると思っている。

・体調は良好。バイタル数値もこれといった変化はない。

●医療崩壊の懸念から、「2 類相当措置の見直し」という声がある。政府は、今年（2020 年）の 1 月 28 日、新型コロナを感染症法上の「指定感染症」と検疫法上の「検疫感染症」に指定する政令を閣議決定した。「指定感染症」になると、①「患者に対する入院措置」：新型コロナウイルスに関連した感染症患者に入院が必要だと医師が判断したら隔離措置を取ることができる。②「入院費の公費負担」：入院費用が公費負担となり、患者の負担なしに隔離措置を取ることができる。③「診断した医師に報告義務」：新型コロナウイルスに関連した感染症が疑われた場合、診断した医師は保健所や行政に届け出ることが義務になり、患者の全数把握が正確になる。④「積極的疫学調査」（接触者調査）：感染患者との接触者を協力ベースでしか調査できなかったことが法律に基づいて調査ができるようになり濃厚接触者の健康監視を行ないやすくなる。

●つまり、新型コロナウイルス感染症を「指定感染症」から外して、季節性インフルエンザと同じ「第 5 類感染症」扱いに変更するという考え方である。確かに「5 類」扱いになれば、上記のような手間の多くは省け、効率のよい医療活動が可能となる。医療の逼迫もかなり抑えられて、重症化リスクの高い高齢者などの感染防止対策に集中できることだろう。いちばんのメリットは、疫学調査がなくなるので業務量が減り、政府が経済活動を促す根拠になり得ることだが、一方でそれはデメリットにもなる。つまり、疫学調査を行なわないことでの感染拡大が起こり、それによって感染症のまん延を許容したことになりかねない。

●私は、新型コロナ感染症を、季節性インフルエンザと同じ「第 5 類感染症」扱いに変更するのが妥当と考えている。もともとコロナウイルスは、通常の風

邪の 1/4 を占めていたものでもあるし、新型コロナウイルスは DNA ウイルスではなく、RNA ウイルスで、感染性はかなり高いものの、無症状、致死率の低さから通常のインフルエンザと同等に考えていくことに疑問はない。これからワクチン接種の実施が広く行きわたり、治療薬が出てくれば、さほど怖いものではないというのが、私の印象である。ただし、通常のインフルエンザ感染症でも「0. 数％」は致死的になる場合があるように、それと同じであることは理解しておく必要がある。

●7 月 19 日（日）、晴れ一時くもり。気温 29.3℃
「入院 94 日目」……。きょうは、私の「75 歳」の誕生日である。これでついに「後期高齢者」の仲間入りとなった。これを機に、患者さんの立場と、医師の立場両方から考えていくべき時が来たと思っている。

10 日以降、ずっと雨が降っていた天気が、今日になって“ウソ”のように、とつぜん晴れた。誕生日を病院で迎えることも、とつぜん晴れたのも、天の心、天のなすところ。「もう PCR 陰性化も近いだろう」「なんとかしてくれたまえ」……。このごろは、何でも「神頼み」になってきた。

●妻が友人の娘さんと一緒に 14 回目の差し入れに来てくれた。そのおり『将棋世界』（6、7 月号）を差し入れてもらった。藤井聡太君が表紙を飾っている。大学に籍を置いていた頃は学生の将棋部顧問をしていたこともあり、また藤井君とは誕生日が同じという親近感もあり、楽しく読んでいる。

● 1 号室は外が見られるのがいい。前の 13 号室は窓から外が見えず、病院の検査室、厨房などが見えるだけだった。1 号室の窓の外のすぐの所に大きな木があり、たくさんの葉が茂っている。そこに、スズメ、キジバト、ムクドリ、ヒヨドリなどが来る。たまにチョウの飛ぶ姿も見られる。

・体調、気分ともに良好である。

・バイタル数値は、血圧；113/67、脈拍；69、体温：36.0℃。spO$_2$ も 99％と、すべて正常範囲内である。

●よく、コロナを「むやみに恐れず、正しく恐れよ」といわれるが、では「正しく恐れる」とはどういうことか。物理学者で地球物理や気象・地震に詳しかった寺田寅彦（1878〜1935）は自然災害をめぐってこう書き残している。「ものをこわがらな過ぎたり、こわがり過ぎたりするのはやさしいが、正当にこわがることはなかなかむつかしいことだ」……。そして寺田はこうも言う。「健康な人には病気になる心配があるが、病人には回復する楽しみがある」と。

●コロナ対策で重要なのは"敵"（コロナウイルス）の性質と感染の方法を知って、その経路を遮断することにある。

・「空気感染」（エアロゾル感染）は、感染者から排泄された微生物を含む飛沫が気化（蒸発）することで形成される小粒子（直径5μm以下）が長時間空中を浮遊し、気流によって室内および遠距離に広がることにより伝播され、直接吸い込むことで感染する。

・「飛沫感染」は、せき（咳）・クシャミ・会話などによって生じる飛沫粒子（直径5μm以上の大きさ）が周囲に飛散して伝播され、それを吸い込んで、結膜や鼻口腔粘膜に沈着して感染する。通常、飛沫は1メートル程度しか飛散せず、空中では浮遊し続けることはないとされる。

・「接触感染」には、直接感染と間接感染がある。「直接感染」は人の皮膚に直接触れることで感染し、「間接感染」はドアノブなど、共同で使う物品などによって伝播、感染する。

●感染経路の主なルートは「飛沫」と「接触」である。この2つの経路を遮断することが最大の感染予防になる。そのためには、とくに密閉・密集の場は避けたい。「密閉」（換気をしない環境）は最悪である。そのためにも、密閉環境をつくらないこと、適切な「換気」がなされた場をつくることである。

●「新鮮な空気と換気」……。この重要性にいち早く気づいていたのがナイチンゲールである。ナイチンゲールはその豊富な経験から、「新鮮な空気」がいかに健康保持に大切であるか、「汚れた空気」がいかに病気の原因になるかを繰り返し述べている。（以下は『看護覚書』より）

「建築構造の悪い住居は健康な人を殺す。家の中の空気がよどんでいて、それ

が絶対に換わらないとなったら最後、病気は必ず続いて起こるのである」

「看護婦の第一の目的は患者の呼吸する空気を外気と同じように清浄に保つことにある」「静かにしているときに、そよ風が頬をなでるのが感じられるほどでなければ、看護婦は空気が新鮮であると気を許すことはできない」

「患者に自分のからだから出てくる高湿で湿っぽくて腐敗した空気を繰り返し呼吸させることは…（中略）…間違いなく回復を遅らせるか、生命を破滅させるやり方なのである」

●7月20日（月）、くもり。気温31.9℃。

「入院95日目」……。ここにきて急に暑くなってきた。梅雨明けだろうか。だが、17日（金）のPCR検査結果は「陽性」であった。私の「梅雨明け」（陰性化）はまだのようだ。主治医から「今週からPCR検査を毎日実施することにした」と話があった。昨晩は差し入れしてもらった「なだ萬」の"ワタリガニのスープ"を誕生日のお祝いの夕食に味わって飲んだ。とても美味しかった。昨日は20人ほどの方々から誕生日のお祝いの電話やメールをいただいた。これから社会へ恩返しをしていく所存である。

・気分、体調はともに良好。

・バイタル数値も大きな変化はない。spO$_2$も正常範囲である。

●よくテレビなどで、新型コロナ感染症のことを「専門家」の方たちが解説しているが、公衆衛生の専門家と、医療に携わっている専門家とでは何が違うのか……。そもそも感染症対策を含む「公衆衛生」（Public Health）は、通常の「医療」と大きく異なっている。

通常、一般に「医療」という言葉で想起するのは「臨床」である。つまり、受診する患者に対し、医師が診断・治療するのが「医療」であり、この場面では患者という"個"の健康課題の解決が第一義の目的である。これに対し、感染症対策を含む公衆衛生は、"集団"の健康の維持・増進を図る医療といえる。つまり、公衆衛生は医学・医療とは異なる角度から疾病構造や健康問題を捉

え、社会の中での研究や対策を重視した「実学」（科学・技術）を展開することにある。

●日本の「公衆衛生学」は第二次世界大戦後に占領軍によってもたらされ、占領政策の一環として「医学教育」に組み込まれた。アメリカの公衆衛生学者・ウインスロウ（C.E.A. Winslow：1877〜1957）の定義（1949）によれば、「公衆衛生は、共同社会の組織的な努力を通じて、疾病を予防し、寿命を延長し、身体的・精神的健康と能率の増進をはかる科学・技術である」とされる。その内容は、環境保健・疾病予防・健康教育・健康管理・衛生行政・医療制度・社会保障があげられている。

●「公衆衛生」と「臨床」の関係をたとえていえば、「分母」と「分子」のような関係にある。分母は「健康な人々＋病気の人々」（集団・社会）で、分子が「病気の人々」（個）で、分子が小さい集団・社会ほど病人の割合が少なく、分子が大きい集団・社会ほど病人の割合が多くなる。この分子を診るのが「医療」（臨床）で、分母を診るのが「公衆衛生」といったらいいだろうか。つまり、健康な人たちが病気にならないよう「対策」（予防）を講ずるのが公衆衛生の使命といえる。

●大学病院が「赤字」だそうだ。新型コロナの患者受け入れに伴う負担増と患者減少が大きな要因だという。「コロナ」はあちこちに大きなキズ跡を残していく。そういえば、休業要請に応じた事業者への最大 100 万円の補償、いったいどこからいくら出ているのだろうか。それは各自治体にある貯金、いわゆる「財政調整基金」からだそうだ。なかでも全国で最も多かったのは東京都で、コロナ対策のために取り崩した財政調整基金は 8521 億円。そのため、次の「波」に対して同じような対応を取ることは財政的に厳しい状況とのことだ。大いに気を病むが、ここにもコロナのキズ跡が見える。

●この日、「新型コロナウイルス感染症」による日本の死者が 1,000 人を超えた（クルーズ船含む）。死者の 8 割以上を 70 代以上の高齢者が占め、とくに 80 代以上は感染した約 3 割が死亡しているという。あらためて高齢者が重症化しやすい傾向が浮き彫りになった。

◆この日の東京の新規感染者は 168 人で、100 人を超えるのは 12 日連続。特徴的なのは、家庭内感染者が 22 人で、息子や娘などから感染した 60 代、70 代が複数いたとのこと。確実に家庭内感染が広がっている。

●7月21日（火）、くもり。気温 29℃
「入院 96 日目」……。きのう、非番だった看護師さんが、あまりに PCR 検査が連続陰性にならないので心配してくれ、誕生祝いを兼ねて「鼻うがい」の薬液をプレゼントしてくれた。その心づかいをありがたくいただき、毎日実施することにした。
・体調、気分ともに良好である。
・バイタル数値に大きな変化はない。spO₂ も然りである。
・胸部レントゲン写真の代わりに CT 検査実施した。結果は、左右背側・下葉部分にわずかにすりガラス陰影が残っているが、「95 ％改善している」とのことだった。
●この日、ステロイド剤である「デキサメタゾン」が新型コロナの治療薬としての承認がなされた。国内「2 例目」の正式な治療薬となる。デキサメタゾンは「抗炎症作用」「抗アレルギー作用」「免疫抑制作用」など、広範囲にわたる強力な作用がある。イギリスの論文によると、新型コロナが重症化し、呼吸補

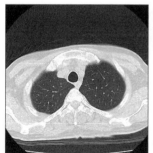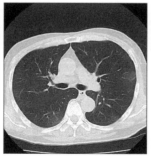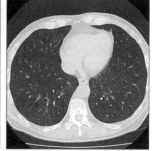

7月21日のCT像　左：上肺、中：中肺、右：下肺

助が必要な患者にデキサメタゾン投与により、死亡リスクが低下。さらに、人工呼吸器を装着している患者の死亡率は、いずれもデキサメタゾン投与群で有意に低下。また、デキサメタゾン投与群は標準治療群より入院期間が短く、28日以内の退院の可能性が高かったという。こうした結果から、「デキサメタゾンが酸素治療を必要とする重症患者の生存率を高める利益は大きく、新型コロナウイルス感染症における標準治療になる可能性がある」（オックスフォード大学 Martin Landray 氏）。

●7月22日（水）、くもり時々雨。気温 29.9℃
「入院 97 日目」……。このところ妻と出版のことでもめている。妻は、私がコロナで入院したことを「公にしたくない」という。社会的差別・偏見・誹謗・中傷など、一般の方には「エイズ」の時と同様な反応があるからという。私は、入院の事実だけでなく、コロナへの感染から発症・症状・入院・治療・退院まで、すべてさらけ出す方針である。しばらくはこの押し問答が続きそうだが、「重症化」というこの貴重な体験から、コロナの怖さ、そして正しい知識をもって対応することの大切さを、エビデンス（科学的根拠）をもとに啓蒙していく使命があると思っている。それとともに、エイズやハンセン病などもそうであったように、新型コロナ感染症への特有の偏見・差別、そして感染者への誹謗・中傷がいかに不条理で、非人間的なことかを知らせたいのである。その妻が、きょうも義弟とともに差し入れを持って来てくれた。もう 15 回目になる。
・体調、気分、ともに良好。バイタル数値にも spO$_2$ も大きな変化はない。
このところ、毎日午後 2 時頃にシャワーをしている。
●いまや一般のコロナ感染者も誹謗・中傷・差別・攻撃に苦しむ状態になっている。自分の生活圏に「コロナ」の疑いが起こると一気に緊張感が高まり、不安や心配がたまりやすい環境になる。感染者の身元が特定されると、標的にされ、さまざまな憎悪行為がなされる。三重県では、感染者の家に石が投げつけ

られ、建物を破壊されたといい、京都産業大学（京都）では「放火する」との脅迫があったという。

●京都産業大学で学生の感染が判明したのは、今年（2020年）の3月下旬。ヨーロッパを旅行して帰国した学生3人が新型コロナに感染したが、感染が判明する前にゼミやサークルの懇親会に参加し、感染が拡大した。さらに、懇親会で感染した学生が陽性と確認される前に京都府井手町での交流会に参加し、感染が広がる事態となった。4月8日までに少なくとも13の府県で60人以上の感染が確認されている。

集団感染がわかると、大学や関係者に非難の電話やメールが数百件寄せられ、中には「感染した学生の住所を教えろ」といわれ、断ると「大学に火をつける」と言われたとか、また大学のある京都市内には京都産業大学の学生の入店を断る貼り紙を出した飲食店もあり、大学職員の子どもが保育園から登園しないよう言われたケースもあったという。大学の担当者は「感染拡大の防止という観点から情報を公開したが、職員や学生は参っている」とのことだ。こうなると、公表することをためらったり、隠したりする誘因となる恐れがある。また、こうした憎悪行為はかえって感染者の受診（診断）を控えさせ、それがさらなる感染拡大のリスクを高める可能性さえある。

●コロナ感染者への差別や偏見で思い出したことがある。それは「HIV」である。1970年代から80年代にかけて「エイズ」（AIDS：後天性免疫不全症候群で病態が進むと免疫力が著しく低下する）が世界的に流行し、日本でも1987年に神戸で初の女性患者が発生（のち死亡）し、国内はパニックとなった。その時も、患者の身元が特定され、根拠のないうわさやデマが広がった。ちょうどその頃、東京都からエイズ診療にあたる医師に対して、「アメリカ研修をして来い」というオファーがあり、私もそれに参加したことがあった。当時、「ロスアンジェルス」には大勢のエイズ患者がいたこともあって、研修を終えて帰ってくると、病院職員でさえ「先生には近づかない」とか「怖い」とか言われたものだった。妻はいまだにその時のことを覚えていて、今回の出版になかなか同意してくれないのだ。

●エイズは「HIV」（ヒト免疫不全ウイルス）によってうつるウイルス性疾患で、血液や精液などの体液が傷口から侵入して感染する。"タッチ"して移るはずはないのだが、このような誤解・無理解の風潮は今回のコロナ騒動と似ているところがある。ただ違うところは、コロナでは「上気道」（口内・鼻咽腔・咽喉頭・気管）に存在するウイルスが咳や唾液・糞便などの「飛沫」で感染する点である。

●「ハンセン病」は「らい菌」という細菌によって、鼻や口からの飛沫で感染するとされるが、その伝染力はきわめて弱く、ほとんどの人は自然免疫があるため発症しない。にもかかわらず、その容姿から忌み嫌われ、「業病」などと称され、国の恥、恐ろしい病気として、一方的な偏見や差別を受けてきた。「プロミン」（サルファ剤）で完治するもかかわらず、社会はリスクを「ゼロ」にするためにハンセン病者の「終生隔離」を望んだ。そんな苦い歴史がある。エイズもハンセン病も、そしてコロナにおいても感染者を「患者」と見ず、「ウイルスをばらまく人」、「感染源」と見る構造は変わっていない。病気と人格には相関関係はないのである。「人間関係」を維持することは社会そのものの維持であることを肝に銘じたい。

●そこで思うのだが、コロナの「怖さ」を実感できないのは、コロナ感染者、とくに重症者の経験を実際に聞いたことがないからではないか……。コロナに罹っても全員が重篤になるわけではない。その8割は軽症か、まったくの無症状である。もっとも怖いのは、この軽症や無症状の人たちが、自覚なく感染を広げてしまうことである。それが社会の「体力」（経済・医療）を削り取っていくことになる。大事なのは、無症状の人の行動である。無症状といっても「感染者」であることに違いはない。

そうした人たちに、ただ単に「気をつけろ」というだけでは、実感がわかない。それゆえ、行動の抑制に結びつかない。死の縁を歩くことが、どんなに苦しく、どんなに恐ろしいことか……。その内実を知れば、軽薄な行動にもブレーキがかかろうというものである。とくに若い人には、コロナに罹ったら「死ぬかもしれない」と気づいて、立ち止まって、行動や予防について考える

きっかけになってほしい。その意味でも、コロナに感染し、死の縁から生還した方々が積極的にその経験を発信していくことが必要である。

●コロナ感染症から回復・社会復帰した人の話は、若者にも地域社会の人々にもコロナ問題を考えさせるうえで、きわめて重要な役割を果たすだろう。学校など、コロナの怖さを知る経験者をコロナ教育の講師として活用すれば、大きな成果が期待できる。そして、その体験を共有することで意識に変化が起き、行動の変容をうながすきっかけにもなるやもしれない。

今はまだ「コロナ感染者である」と名乗れば偏見や差別、それにどんな攻撃が待ち受けているかもしれないし、「名乗り出ろ」というのは無理かもしれない。だが、感染者がその体験を公然と話す場は必要であろうと思う。

●7月23日（木）、雨。気温26℃。

「入院98日目」……。昨夜は雨も降り、雷もすごかった。きょうは「海の日」。「海の日」は1876年（明治9）、明治天皇が東北・北海道巡行の際、汽船の『明治丸』で横浜に帰着した日にちなみ、1941年（昭和16年）以来「海の記念日」とされていたのを改称したものである。この日、延期になった「東京オリンピック」が来年の今日開催予定となった。

●一時、2N（コロナ軽症者病棟）には、私のほかに一人か二人しか入院していなかったが、ここ1週間くらいのうちに入院患者がどんどん増えてきている。昨日も東京都内で238人の新規感染者が確認されており、7月中旬から毎日200人以上の感染者が報告されている。それを反映してか、この病棟へ入院する方々が増えているのだ。

「完全に第2波が来ている」……。それがここにいての実感である。入院する多くの方々は「軽症」で、2〜3週間のうちには退院していく。感染患者の急増もあいまってか、主治医から「退院間近い方には病棟を替わっていただきたい」と要請された。何やらうれしいやら面倒くさいやら……。これで病棟変更は、「2N」（1号室）→「3N」（ICU）→「2N」（13号室）→「2N」（1号

室）→「8A」（7号室）と、4回目になる。入院が長くなると、こういうことも起きるのであろう。2Nから8A病棟への移動は、車いすに乗せられ、ガウンを着て、帽子とマスクとでプロテクトしての重装備だった。8A病棟はもともと「結核病棟」で、現在は結核患者ではなく、コロナ感染症のごく「軽症」の方、また「治癒」して間もなく退院できそうな方などを収容する施設となっている。

・体調、気分、ともに良好である。

・バイタル数値にもさしたる変化はない。spO_2も正常値を示している。

●「結核病棟」で思い出した。私が医学部を卒業した50年前は、まだ「結核」が残っていた。卒業後、内科研修医として勤務した「中央鉄道病院」（現在・JR東京総合病院）にはまだ結核病棟があり、入院して長い患者さんも数多くいた。みなさん、毎日とても退屈そうにしていた。そこで、毎日回診しては、世間話をして、患者さんの無聊（注：心配事があって楽しくないこと）を少しでも慰めになるようつとめた。

今回、新型コロナに感染し、手厚い治療とケアのおかげで重症肺炎の危機を脱し、いまは自覚症状もなく、また治療もない入院生活を送っているが、それに比べれば、彼ら結核患者の方々は、毎日きちんと薬を服用し、毎月胸部レントゲン写真を撮り、2週に1度は血液検査もしていた。そうして喀痰からの排菌がなくなるまで長い入院生活に耐えていた。そこには一種の「諦め」にも似た境地があったように見えた。いま思い返すと、「もっとお話をすべきだった」と痛感している。50年が過ぎ、振り返ると、そこには半世紀を医療のど真ん中に身をおいてきた自分がいた。

●7月24日（金）、雨時々くもり。気温27.2℃。
「入院99日目」……。この日、思いがけない邂逅があった。40年ほど前、私は日大医学部附属看護専門学校で「病理学」の講義をしていたのだが、そのときの教え子が8Aの病棟に勤務していたのだ。その奇遇に驚いたが、そこに

もうひとり、昭和60年（1985）に卒業した人がいて、二度ビックリであった。聞けば、あの頃、私はまだ若く、アイドル的存在だったのだそうだ。面映ゆかったが、この二人の邂逅に大いに元気をもらった。

・PCR検査が行なわれたが、まだ2回連続での「陰性」がない。さて、結果は……。

・体調、気分とも、良好である。

・バイタル数値も異常なし、spO$_2$も正常値である。

●今後のコロナ対策の中で、切り札としてその効果がもっとも期待されているのが「ワクチン」である。現在、世界各国の製薬会社が開発にしのぎを削っている。アメリカではファイザー社とモデルナ社、ジョンソン＆ジョンソン社、ノバックス社のそれぞれが、イギリスではアストラゼネカ社が、ドイツではビオンテック社が、フランスではサノフィ社が、それに中国（シノバック）、ロシア（スプートニクV）も開発に取り組んでいる。しかし、どこのメーカーもまだ「接種」までは至っていない。日本国内でも塩野義や第一三共、アンジェス、KMバイオロジクスなどが開発を進めている。

●ワクチンには、大別して、①「組換えタンパクワクチン」と呼ばれる、ウイルスのタンパク質（抗原）を遺伝子組換え技術で作成し、人に投与するもの。②「メッセンジャー（m）RNAワクチン」と呼ばれる、ウイルスのmRNAを人に投与し、人体の中でウイルスのタンパク質（抗原）が合成されるもの。③「DNAワクチン」と呼ばれる、ウイルスのDNAを人に投与し、人体の中でDNAからmRNAを介してウイルスのタンパク質（抗原）が合成されるもの。④「不活化ワクチン」と呼ばれる、不活化したウイルスを人に投与する、いわゆる「従来型のワクチン」がある。ちなみに、日本が正式に契約しているのは、ファイザー社とアストラゼネカ社、モデルナ社で、ファイザー社とモデルナ社はともに「mRNAワクチン」で、アストラゼネカ社は「ウイルスベクターワクチン」である。また日本の塩野義のワクチンは「組換えタンパクワクチン」で、第一三共は「mRNAワクチン」、アンジェスは「DNAワクチン」、KMバイオロジクスは「不活化ワクチン」である。

●ワクチン接種の目的は、ひと言でいえば、コロナウイルスへの免疫をつけ、免疫を強めて、個人の感染症を予防し、重症化を予防し、社会全体で流行するのを防止することにある。ワクチンに期待される効果としては、感染そのものを防ぐ（感染予防）、感染しても症状が出るのを抑える（発症予防）、症状が出ても重症にならないようにする（重症化予防）、多くの人がウイルスへの抗体を持つことで社会全体で流行するのを防止する（集団免疫の獲得）がある。

一方で、ワクチン接種による「副反応」が懸念される。予想される副反応として、接種した部位の痛み・赤み（発赤）・腫れ、それに身体的な反応（疲労・頭痛・筋肉痛・悪寒・発熱・嘔気など）やアナフィラキシー（アレルギーの一種で抗原抗体反応によって急激なショック症状を引き起こす）も懸念される。

●また、ウイルスの「変異」も懸念される。ウイルスは細胞内に侵入して、自らの遺伝子をコピーして増殖していく。このときに、何らかのエラーによって遺伝子の「変異」が生じる。感染が拡大すれば当然、変異が起きる確率は高まる。そして、変異が起きたウイルスは生き残って広がっていく可能性がある。なかにはワクチンを打ちたくない人、アナフィラキシーのようなアレルギー反応が明らかなため接種できない人もいる。そういう人たちも、社会全体で守っていく必要がある。

●ワクチンが開発され、実際に接種されても集団免疫を獲得するまでには時間がかかる。それまではなんとか「対症療法」で抑え込んでいくしかない。有効な治療法が確立されていない現在、とりあえずの策としては、これまでの「抗ウイルス剤」で、少しでも有効なものを使用してもらうほかない。

　　　　　　　●7月25日（土）、雨時々くもり。気温27.4℃
「入院100日目」……。昨日（7月24日）のPCR検査は「陰性」であった。「いよいよ退院が近い」との思いが頭をよぎった。そろそろ本当に、連続で陰性が出てもおかしくないと思う。今日のPCR検査に賭けよう。

妻と義弟が差し入れを持ってきてくれた。もう16回目である。なんとか妻の

期待に応えたい。

・体調および気分も良好。バイタル数値にも大きな変化はない。

●コロナ感染者が、世界で1300万人を超えた（7月17日時点）。ほとんどの人は回復しているが、一方で回復者の中には「後遺症」に悩まされる人が、一定の割合でいることが内外の調査から明らかになってきた。

・イタリアでは、コロナの症状の発現から2カ月後（平均60.3日）、患者の約3人に1人（32％）が1〜2つの症状があり、約半数（55％）は3つ以上の症状が見られたという。無症状は12.6％（18例）だった。また患者の約半数（44.1％）に「QOL」（生活の質）の低下が見られ、とくに「倦怠感」（53.1％）、「呼吸困難」（43.4％）、「関節痛」（27.3％）、「胸痛」（21.7％）を訴える人の割合が高かった。後遺症の訴えの中でも「倦怠感」を訴える割合が半数と最も多く、これはコロナ後の「筋痛性脳脊髄炎／慢性疲労症候群」（ME/CFS）と考えられている。今後、発症の増加が危惧されている。

・フランスでは、回復者のうち、3人に1人（約3割）が「記憶障害」「睡眠障害」「集中力低下」などの症状がみられたという。

・イギリスでは、「記憶障害」「心的外傷後ストレス障害（PTSD）」「うつ病」「不安」「不眠症」などの精神医学的後遺症が見られ、回復した後も数年先まで続く可能性があると指摘されている。

・日本でも、コロナに罹患し、陰性化した後も、人によっては「後遺症」が残る人がかなりいることが明らかになっている。症状は多岐にわたり、「せき（咳）」「呼吸困難」「倦怠感」「嗅覚障害・味覚障害」、それに頭髪の「脱毛」などが報告されている。また、日常生活が困難なほど強い「倦怠感」に悩まされているケースが相次いでおり、その症状から神経免疫系疾患である「筋痛性脳脊髄炎（ME）・慢性疲労症候群（CFS）」が強く疑われるとしている。

●ある21歳の男性のケースでは、4月上旬に感染、5月上旬に陰性となったが、現在も倦怠感・頭痛・手足の湿疹・嗅覚障害などの後遺症があり、退院後もずっと"だるく"て大学も休学しており、医師からは日常の生活にも支障をきたしていることから「介助」が必要と診断されたという。これはコロナ後の

「倦怠感」であろう。倦怠感は、コロナ感染症による疲労や衰弱、エネルギーの欠乏によってもたらされ、心身への強いストレスをもたらし、患者のQOLを著しく低下させる。こうした症状は全員がなるわけではなく、一部だが、それが非常に強い、激しい倦怠感を起こしてしまうこともあるという。WHO（世界保健機関）の見解でも、「半年以内に出てくることがある」としている。また別の10代の男子学生は、4月上旬に新型コロナに感染し、発症から3カ月以上が過ぎたいまも、熱や頭痛、だるさ、胸の痛みがあり、湿疹が不定期に出るという。

●コロナ感染時には無症状や軽症であっても、後遺症が発症するケースもあるといわれ、激しい倦怠感、息苦しさ、体の痛みなど、日常的な生活も制限されるほどの症状に苦しんでいる人もいるという。とくに、重症化のリスクが低いとされる20〜30代の若年層でも後遺症の割合が高いことから、「若いから感染しても大丈夫」とは決していえず、「後遺症は怖い」「明日は我が身」との認識をもっていただく必要がある。

●現時点では、コロナ感染後の後遺症に対する確立された治療法はなく、そのため医療機関を受診した場合、治療は症状に応じた「対症療法」が基本となろう。後遺症に対する有効な治療法がない以上、コロナに罹らないことが最大の予防となる。「3密」を避け、「社会的距離」（ソーシャルディスタンス）を保ち、「マスク着用」、「手洗い・手指消毒」を実行し、「咳・クシャミ」のエチケットを守るといった、感染対策を徹底するほかはない。

[編集部注]：都立大塚病院および都立駒込病院の患者支援センターは、「コロナ後遺症相談窓口」を設置して、呼吸の苦しさや味覚・嗅覚の異常などの症状がある人の受診・医療に関する相談に対応するという（2021年3月現在）。

●7月26日（日）、くもり時々雨。気温30℃
「入院101日目」……。ついに入院生活も100日を過ぎた。期待していた昨日（25日）のPCR検査はまたしても「陽性」……。いつまでこんな状態が続くのだ！ 思わず叫びたくなった。一時（1〜2日だけだったが）、眠れない

時があり、睡眠剤をもらっていたが、最近は「タリオン」（抗ヒスタミン剤）だけで朝まで眠れるので助かっている。

・気分も体調ともに良好。

・バイタル数値は、体温：36.0℃、血圧：127/80、脈拍：69。spO$_2$（血中酸素飽和度）：98％で、問題なし。

●日本に「衛生」という概念が起こったのは明治の初めであった。「衛生」とは「生」（生命や生活）を「守る」という意味で、ドイツ語で「Hygiene」というが、これに「衛生」の名称を与えて「衛生学」を創設したのが長与専斎（ながよせんさい。1838～1902）である。荘子の『庚桑楚篇』（こうそうそへん）の「衛生之経」（生命を安らかに守っていく方法）をあてたといわれる。日本大学医学部図書館には、古くからの書籍、内外の著名人の肖像写真、絵画など貴重な古医学の資料がある。いずれも第1級の医学史コレクションである。その中に日本の医療体制を構築した長与専斎がいる。

●長与専斎は、福沢諭吉の後を継いで適塾の塾頭に就任、翌年には長崎に行きポンペに師事、蘭学を学んだ。明治維新後の1871年（明治4）に上京、文部省（現在の文部科学省）が設置されると文部少丞となり、同年11月には岩倉使節団の一行に加わり、アメリカ・ヨーロッパの医学教育と衛生行政を視察した。そのおり、アメリカやヨーロッパには、国民の健康をつかさどる行政機関があることを知り、帰国後（明治6年）、内務省に「衛生局」を設置（1875年：明治8年7月）、初代局長となり、防疫・検疫の導入など、わが国の衛生行政の基礎を築いた。また、国家試験を実施、医術開業試験規則および医師免許規則を出して医師免許規制を定めたのも専斎である。1883年（明治16）10月のことである。（宮川美知子著、日本大学医学部同窓会編、『醫の肖像』に詳しい）

●日本における公衆衛生の礎になったのは、戦後（1945年以後）の石鹸（セッケン）と手洗い習慣の普及であったろう。石鹸による「手洗い」の習慣は低コストで予防効果も大きかった。戦後、GHQ（連合国総司令部）は、その占領政策の一環として「生活改善普及事業」を進め、農村部においては生活

改良普及員が農村をまわって「手洗い」の大切さを啓発し、トイレの衛生改善など、感染症対策を指導した。また学校では、栄養と衛生の教育が行なわれ、子どもたちは学んだ知識・情報を家庭に持ち帰って大人に伝えた。この両輪（啓発・教育）によって、戦後の日本の公衆衛生および国民の健康水準が飛躍的に向上したといえる。とくに、その役割を担ったのが「学校教育」、子どもたちである。学校は「教育」という大きな機能をもっている。新型コロナについても、正しい感染症対策の啓蒙とそのエビデンス（科学的根拠）を教育していってほしい。そしてその一環を、われわれ経験者が担うことを願っている。

◆全国の新規感染者は839人で、国内の累計感染者数は3万人を突破した。2万人を超えた7月7日からわずか3週間で1万人の増加である。確実に感染拡大の勢いが増している。

●7月27日（月）、くもり時々雨。気温30.7℃。

「入院102日目」……。7月も押しつまってきた。入院が8月に入るのは是非とも避けたい。25日、26日のPCR検査はいずれも陽性であった。「陰性」が出て「すわ、退院か」と期待すれば、次は「陽性」。気持ちを立て直してまた「陰性」に賭ける。そんな状態が続くのはあまり精神によろしくない。

・変わらずに毎日3食「完食」を続けている。体重は57kgで、これ以上は入院中は増えそうもない。

・気分も体調も良好。バイタル数値、spO$_2$にも変化はない。

●お気づきだろうか。先の「スペイン風邪」（1918〜1920）の感染対策に「手指衛生」（手洗い）のことが言及されていないことを。いまなら、どこでも身近に流水（水道）と石鹸があり、簡単に利用できるが、当時はそうした生活環境にはなかったことと、石鹸がウイルスを「不活性化」（感染性を失わせること。不活化とも）することなど、誰も知る由もなかった。なぜなら、ウイルスが人類の前に姿を現すのは1932年、電子顕微鏡の登場によってである。当時の人にとって、石鹸はあくまで"汚れ"を落とすものだった。

●ではなぜ、石鹸がウイルスを不活化させるのか……。ウイルスは自分で増殖することができず、宿主の粘膜などの細胞に付着し、そこから入り込んで増殖する。その付着に関与するのが「エンベロープ」（envelope）と呼ばれる「脂質」からできた膜である。この「脂肪の膜」を何らかの方法で破壊すれば、ウイルスの活動は不活性化し、感染力が失われることになる。その機能を有するのが、石鹸や洗剤に含まれる「界面活性剤」と「アルコール」（エタノール）である。新型コロナウイルスもエンベロープウイルスであり、エンベロープを壊すことで感染性は失われる。

実験データから、手に付いた約100万個のウイルスが、石鹸やハンドソープで10秒もみ洗いして、流水で15秒すすぐと数百個にまで減り、2回繰り返すと数個になることが示されている（感染症学雑誌。2006）。洗剤系の製品は、ほとんどの製品で十分な消毒効果が確認されている（北里研究所）。

もうひとつ、石鹸が効果をより発揮するのに欠かせないのが"泡"である。石鹸の泡はたくさんの空気の粒（気泡）からできていて、その表面には「界面活性剤」の分子が規則的にたくさん並んでいる。この気泡と気泡の隙間は水と油の通り道になっていて、この「隙間」（プラトーボーダーという）が手や皮膚に付着したウイルスを吸い上げて落としやすくするのである。固形石鹸であれ、ハンドソープであれ、よく泡立ててから使うのが"コツ"のようだ。

●アルコール（エタノール）も新型コロナウイルスを含むエンベロープウイルスの不活化に有効である。エタノールはエンベロープを破壊し、感染力を失わせる。

実験データから、新型コロナウイルスを30,000個含むウイルス液を、約10倍の容量の70%・50%・40%・30%の濃度のエタノールと混合して、1分間、または10分間置き、「消毒効果」を調べた結果では、70%・50%濃度のエタノールで1分間処理することで「完全消毒」が可能であることがわかった。また40%・30%では消毒が不十分で、生き残ったウイルスが増殖することがわかり、30%のエタノールでは10分間処理しても消毒は不十分であることがわかった（北里研究所）。

新型コロナウイルスの場合、濃度が 50％以上のエタノールで、接触時間 1 分間でその働きをほぼ完全に「不活化」することができる。その際、10〜15 秒、アルコールを手の隅々までまんべんなくすり込むことが肝要である。

●「次亜塩素酸ナトリウム」（NaClO。次亜塩素酸ソーダとも）水溶液も、物品に付着した新型コロナウイルスの不活化（消毒）に有効である。0.5％（5,000ppm）、0.15 ％（1,500ppm）、0.1 ％（1,000ppm）、0.05 ％（500ppm）、0.01％（100ppm）の 5 段階の濃度の水溶液を作り、1 分間および 10 分間の消毒処理を行なった実験では、1 分間接触では 0.15％（1,500ppm）以上、10 分間接触では 0.1％（1,000ppm）以上の濃度の次亜塩素酸ナトリウム水溶液で完全に消毒できることがわかっている（北里研究所）。

これらの結果から、1 分間で完全にウイルスを消毒するためには、0.15％（1500ppm）の次亜塩素酸ナトリウム水溶液を使用する必要があることが明らかになった。なお、物品の消毒を行なう際には、物品の表面の汚れ（皮脂・動植物脂など）をよく落としてから使用するのが効果的である。

◆この日、東京都で 131 人の新規感染が確認され、累計 11,344 人となった。このうちの 5,119 人は 7 月に入ってからのもので、感染拡大の勢いが増していることがうかがえる。全国の新規感染者は 600 名。WHO（世界保健機関）は「パンデミックは加速し続けている」との認識を示した。

●7 月 28 日（火）、雨時々くもり。気温 31℃。

「入院 103 日目」……。新型コロナのせいで、世の中いずこも暗い話題ばかりである。そんななか、希望となるニュースが飛び込んできた。アメリカでのワクチン開発が最終段階となる「第 3 相試験」を始めたとのことで、成功と早期の実用が望まれる。日本もワクチンの開発に真剣に取り組む必要がある。だが、現実は出遅れ感が否めない。

「科学技術先進国、医療先進国である日本で、なぜ国産ワクチンの開発が遅れ

ているのか」……。国民からしたら当然の疑問であろう。開発の遅れは、一つは政府（国）のワクチン開発への本気度。もう一つの理由は、子宮頸がんワクチンによる副反応で、国は個人の責任でワクチンを打つようにしてしまったことにある。その前の各種ワクチンでも、副反応で死亡するケースも10万人〜100万人に1〜2人あったが、国はその「補償金」をもったいないと思ったのか、「義務」から「自主接種」を推し進めた。これが日本のワクチン開発に歯止めがかかり、日本をワクチン後進国にしてしまった理由の一つで、今回も世界の流れから大幅に後れを取ることになったと考えている。再度、「特別給付金」を配る予算があるなら、個人的にはそれをワクチン開発に回してほしいと思っている。国民の多くもそう思っているのではなかろうか。今こそ官民を挙げて開発に取り組む時期であろう。

●この最近、あまりにPCR検査が陰性2回連続にならないことから私も妻も気持ちが切迫してきている。それもあってか、妻が「どうしても主治医の先生に面会してお話をうかがいたい」と言い出して面談の日を設定してもらった。

・体調および気分も安定していて良好である。

・バイタル数値、spO$_2$（血中酸素飽和度）も正常範囲である。

・血液検査は、各検査値に、いずれも異常がなかった。

●「マスク」の効用について考えてみる。新型コロナウイルス感染の有力な経路が「飛沫感染」である。飛沫感染は、感染している人の会話や咳・クシャミなどによって放出された飛沫が1〜2メートルの範囲にいる他の人の鼻・目・口などの粘膜に直接付着することによって感染する。こうした場面での有効な対策は「マスク」である。

最近の研究から、新型コロナが発症前の無症状の時期から周囲に移していることがわかってきた。感染者の50％は「無症状者」（無症候性感染者）からの伝播だということも明らかになっている。咳やクシャミなどのない、無症状の時に感染性のピークがあることがわかって以来、「発症前無症状者」との接触による感染予防と、会話などで発生する飛沫の拡散を減少させるという見地から「マスク」の着用が推奨されている。こうした無症状の人も含めてマスクを

着用するのを「ユニバーサルマスク」という。

新型コロナの流行のさなか、アメリカのある病院で、3月（2020年）に医療従事者のマスク着用を義務化し、4月に患者のマスク着用を義務化したところ、医療従事者の感染率が低下したという。また、アメリカ・ミズーリ州のスプリングフィールド市のある美容院で働く2人の美容師が新型コロナに感染したが、市の推奨に基づいて「ユニバーサルマスク」を実行していた。すると、この2人の美容師と15分以上濃厚接触したと思われる139人の客の誰一人、感染していなかったという。これらの結果は、「ユニバーサルマスク」の有用性と感染者がマスクを着用する有効性を示す好例だと思った。

●『マスク』という小説がある。作者は文藝春秋社を興し、雑誌『文藝春秋』を創刊した菊池寛（1888～1948）で、自らの体験を著したものである。彼もまたスペイン風邪を恐れた。「毎日の新聞に出る死亡者数の増減に依って、一喜一憂」し、「臆病と笑われようが、罹って死んではたまらない」といって、ガーゼをたくさん詰めたマスクを着けていた。

「自分は感冒に対して、脅え切ってしまったと云ってもよかった。自分は出来る丈（だけ）予防したいと思った。最善の努力を払って、罹らないように、しようと思った。他人から、臆病と嗤（わら）われようが、罹って死んでは堪（たま）らないと思った。自分は、極力外出しないようにした。妻も女中も、成（な）るべく外出させないようにした。そして朝夕には過酸化水素水で、含漱（うがい）をした。止むを得ない用事で、外出するときには、ガーゼを沢山詰めたマスクを掛けた。そして、出る時と帰った時に、叮嚀（ていねい）に含漱をした」（…中略…）「病気を怖れないで、伝染の危険を冒すなどと云うことは、それは野蛮人の勇気だよ。病気を怖れて伝染の危険を絶対に避けると云う方が、文明人としての勇気だよ。誰も、もうマスクを掛けて居ないときに、マスクを掛けて居るのは変なものだよ。が、それは臆病でなくして、文明人としての勇気だと思うよ」……。

●次に「社会的距離」の意義について考えてみたい。これまでクラスター（集団感染）が確認された"場"に共通するのは、①換気の悪い密閉空間、②多く

の人が密集、③近距離での会話や発声といった「3つの条件」が同時に重なった場で、こうした場ではより多くの人が感染していた。そこで他者との身体的距離を確保および「社会的距離」（ソーシャルディスタンス）を確保することで感染の機会を減らすことができるとして、互いの距離を2メートル以上置くことが推奨されている。その根拠だが、大きめの飛沫（100μm以上のもの）が1メートルまでしか到達しないことと、1メートルの距離を適切に保つことで沈降する飛沫を避けることができるという理由からである。ただし、微細な粒子は最大7メートル移動することもあるので、社会的距離の確保に加えて、マスクの着用と、手洗いをまめに行なうことが効果的だ。

◆この日、国内の「死者」がついに1,000人を超えた（クルーズ船除く）。

●7月29日（水）、くもり時々雨。気温25.6℃

「入院104日目」……。そういえば梅雨明けはどうなったのだろうか。7月もあとわずかだというのに、いっこうに梅雨明け宣言がない。それに今年は台風が1つも来ていない。このまま梅雨明けも台風もなく8月に突入しそうである。こちらもいっこうに「陰性」が続かない。

・体調、気分とも良好である。

・バイタルサインは、血圧：124/81、脈拍：68、体温：36℃で異常なし。spO_2（血中酸素飽和度）も「98％」と申しぶんない。

●きょうは最もむつかしい「行動変容」について、医療の側面から考えてみたい。人から人へとウイルスを運ぶのは、「飛沫」と「手の接触」が主であることがわかっている。たとえば、汚染された表面（机やドアノブ、電車やバスなどの手すりなど）を手で触わり、その手で自分の鼻・口・目などに触わることで「間接感染」する。その意味では、"手"はウイルスや細菌など病原体の「温床」ともいえ、新型コロナウイルス感染の有力な経路となっている。

●人は、1時間に「23回」も自分の顔に触っているという研究がある（シドニーのニューサウスウェールズ大学）。これは26人の医学生を対象に調べた

もので、①平均して1時間に23回、顔を触っていた、②顔に触ったなかで44%が粘膜部分で、③そのうち、口が38%、鼻が31%、目が27%だったことがわかった。このことから、人は無意識に汚れた手で口・鼻・目などの粘膜に触れていることがうかがい知れる。これを1日の活動時間（16時間）に置き換えたら、人はいったい何回、顔に触っているのだろうか。また、アメリカの地下鉄の乗客249人を対象にした研究では、1時間あたり平均3.3回だったという（NIH：アメリカ国立衛生研究所）。

手に付着したウイルスは口・鼻・目などの粘膜を通して体内に侵入する。それを防ぐためにも、まずは手を洗うこと、そして顔を触らないことである。

●そうはいっても、人の習慣化した行動はそう簡単に修正することはできない。そこで、必要になるのは意識の明確化とエビデンス（科学的根拠）である。先の、「顔を頻繁に触る」行動を修正するのに、「何回触ったか」を数え、それを何か（紙でもスマホでもよい）に「記録する」ことで、顔に触れる回数が激減することが調査から明らかにされている。つまり、「何回触ったか」を数えることで意識が明確化され、「記録する」ことで認知される。加えて、「手の接触」が主たる感染経路であること、そして手に付着したウイルスは口・鼻・目などの粘膜を通して体内に侵入するという事実（エビデンス）によって「行動変容」を促すことができる。

●「行動変容」とは、要約していえば、経験によって生じる行動の変化である。望ましい行動を強化し、望ましくない行動を消滅させることによって、異常あるいは不適応な行動を消失させ、あるいは抑制しようとする心理療法といえる。

私の専門である「糖尿病」を例にいえば、私が医者になって初めて担当したT・Sさん（45歳）は2型糖尿病で、末梢の神経障害があり、手足の痺れを訴えていた。彼は人が良く、お酒がやめられない性格で、よく奥さんからお酒をやめるよう主人に言ってくれと頼まれた。本人も「このままでは危ないかもしれない」「やめたほうがいい」とわかっている。だが、なかなかやめられない。そこで私はT・Sさんに、あなたの意識しだい、心構えしだいであるが、

と断ったうえで、「あなたはこのままではこうなりますよ」と科学的根拠（エビデンス）に基づく将来の健康悪化の「予測性」（シミュレーション）を示して、生活行動の変化を促した。そうすると、T・Sさんも「意識」（心）が変わり、行動の変化がより持続するようになった。

●もうひとつは、自然に、抵抗なく意識が変わるように、行動変容のきっかけを与えることもある。たとえば、「奥さんがこれだけあなたのことを心配している。このまま生活を変えず、運動もしないでお酒を飲み続けていると、やがて合併症が確実にあなたの体を蝕んでいく。その末路は悲惨で短命です。そうなれば奥さんや家族、友人に大きな悲しみを与え、職場の人たちにも負担や迷惑をかけることになります」「あなたのためだけではなく、生活行動を変えることで、ほかの人、大切な人を助けることになります」……。こうした利他的な呼びかけが効果をもたらすこともある。

　　　　　　　　　　　●7月30日（木）、くもり。気温26.5℃
「入院105日目」……。このところ新規感染者が1,000人を超え、歯止めがかからなくなっている。高齢感染者の増加、重症化の増加、病床利用率の増加と、あらゆる面でわれわれの期待とは違った方向に向かっているようだ。テレビ解説者は言うに及ばず、政府も、専門家も、何をするとリスクが高くなり、どうすれば対処できるか、さっぱり示せていない。生活習慣病を放置しているようなものである。

●「この病気（糖尿病）は人間にはそれ程多くはないが、不思議な病気で、肉や手足が尿の中に溶け出てしまう。水腫と同じく、その原因は寒さと湿気に関係がある。経過はどの患者でも一様で、腎臓と膀胱とが侵される。というのは、患者は水を作ることを寸時もやめず、水道の口から流失するごとくその流失は絶え間ない。しかも病気の性格は慢性で形をとるまでに長い時間がかかる。しかし、いったん病気の体制が完全に確定されてしまうと、患者は短命である。溶け出しは急速で、死もまた急である」（『インシュリン物語』、G.レン

シャル、G. ヘテニ他著、二宮隆雄訳、岩波書店）……。

これは紀元2世紀、トルコ・カッパドキアの医師アレテウス（81〜138）の言葉で、糖尿病の未来像（憎悪像）を余すところなく記述している。

●生活習慣病の人に「行動変容を促す」ことはよくあることである。「科学的根拠に基づくデータによれば、あなたはなにもせず、この状態を続けると10年後には○○％の確率で○○病が発症します。だから、日常生活を変えませんか」と助言して、意識と行動を変えてもらうのである。

同じように、コロナでも、何をすると感染リスクが高くなり、どうすれば対処できるか、科学的根拠（エビデンス）に基づいた生活行動を実践していくほかない。まず人混みや近距離での会話、多数の者が集まる室内での大きな発声を避けることから行動を起こそう。

・月曜日（27日）と火曜日（28日）のPCR検査はいずれも「陽性」であった。続けての陽性はきつい。「退院」という希望が遠のいていく。

・気分、体調ともに良好。バイタル数値、spO_2 にも変化は見られない。

◆この日、小池知事は会見で、8月3日〜31日の間、酒類を提供する飲食店とカラオケ店に対して午後10時までの「短縮営業」とするよう要請した。あわせて、全面協力する中小事業者に対して20万円の協力金を支給するとの方針を示した。これで本当に感染拡大が防げるのだろうか、これが本当に感染拡大の具体策といえるのだろうか。これで「行動変容」を促すモチベーションになるのだろうか。

●7月31日（金）、くもり時々雨。気温29.6℃

「入院106日目」……。ついに「退院」がかなわずに、7月の最終日を迎えた。ただ、水曜日（29日）のPCRの検査は「陰性」であった。これで明日「陰性」の結果が出れば、めでたく解放となる、のだが……。

・気分、体調ともに良好で、バイタル数値も spO2 も正常範囲にある。

●「ユニバーサル・プリコーション」という考え方がある。これは、すべての

172

患者の血液や尿・糞便・体液などには感染性を持つ微生物がいるかもしれない、そして感染の可能性があるものとみなして取り扱う（防御）ことの重要性を指す概念で、感染症のまん延を防ぐ最も重要な手段である。この「ユニバーサル・プリコーション」の考え方を行動変容に取り入れられないものかと思う。とくに無症状感染者に「ユニバーサル・プリコーション」の考え方を知ってもらい、生活行動に生かしていってもらいたいと思う。

命とりになる新型コロナウイルスを拡散してはならない。少なくとも、それは人間として守るべき最後の一線であり、倫理であろう。人にうつさず、自分も感染せず……。それがコロナ不拡散の最適解といえよう。

　　　　　　　　　　●8月1日（土）、晴れ。気温32℃。

「入院107日目」……。梅雨が明けた。そして長かった「107日」に終止符を打つときがきた。7月29日（水）と30日（木）のPCR検査で、2日連続で「陰性」が出たのだ。

「とうとうこの日が来た！」……。それが偽らざる心境である。これまで「梅雨明けと私の退院どちらが早いか」と自問していたが、「ほぼ同時ではないか」と感じていた。そしてその通りになった。

「2回連続陰性になりました！」……。そういって、主治医がうれしそうな顔で病室に入ってきた。私はうれしさをこらえながら、その言葉を聞いていた。そして主治医が続けてこう告げたのだ。「退院して大丈夫です」……。

ここでようやく「退院」が現実であることを納得した。

「いつにしますか」

「ぜひ本日でお願いします」

「わかりました。それでは退院の手続きをしておきます」……。

これで退院が現実となった。

この日も「差し入れ」に妻と義弟が来る予定があり、また妻が「主治医と面談したい」と申し入れしていた。そこで、すぐに妻に連絡して「きょう退院が決

まった」ことを告げた。妻はすでに家を出ていたが、急遽、自宅に取って返してもらい、退院の用意、上下の洋服や靴などを用意して、午後1時に病院へ来てくれるよう頼んだ。もちろん主治医との「面談」はキャンセルし、私も荷物をまとめたり、退院準備をして待った。

そしてついに午後1時……。とうとう「退院」となった。退院の際、「入院していたときの荷物は自宅に持ち帰ってもいいですが、72時間（3日間）は、どこか物置などに放置してから洗濯するなり、捨てるなりしてください」との指導があった。コロナウイルスが万一付着していても、3日間経過すれば死滅するとのことだった。

「長かった107日」……。

●退院1カ月半経過後の9月17日に胸部レントゲン検査とCT検査を行なった。結果は、肺炎の痕が少し残っているものの、「肺機能上も問題なし」とのことであった。

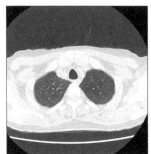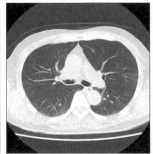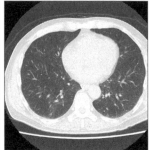

9月17日のCT像

174

●退院後、12月21日に胸部CT検査を行なった。結果は、新型コロナによる間質性肺炎の痕が2カ所ほどわずかに残っているものの、機能的にはまったく問題なく、日常生活上何ら支障はない旨、お墨付きをいただいた。感謝。

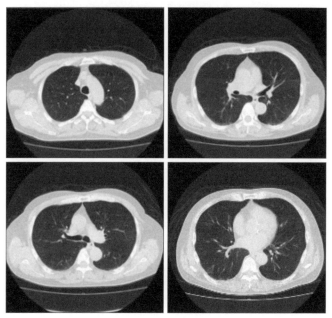

12月21日のCT画像

スペイン風邪：著名人の罹患と死

●志賀直哉（1883～1971）はスペイン風邪を極度に恐れ、徹底した対策をとった。それは「最初の児が死んだ」からだった。

「流行性の感冒が我孫子の町にもはやって来た。私はそれをどうかして自家に入れないようにしたいと考えた。その前、町の医者が、近く催される小学校の運動会に左枝子を連れて来る事を妻に勧めていた。然（しか）しその頃は感冒がはやり出して居たから、私は運動会へは誰もやらぬ事にした。（中略）女中を町へ使にやるような場合にも私達は愚図愚図（ぐずぐず）店先で話し込んだりせぬようにと喧（やかま）しくいった。女中達も衛生思想からではなしに、我々の騒ぎ方に釣り込まれて、恐ろしがっている風だった。兎に角怖がっていてくれれば私は満足だった」（「流行感冒」）

●岸田國士（1890～1954）も危く一命を落とすところだった。

「尤（もっと）もかの流行性感冒という曲者は、近時、「スペインかぜ」なる怪しくも美しい名を翳して文明国の都市を襲い、あっと云う間に、幾多の母や、夫や、愛人や、子供や、女中の命を奪って行った。同じ死神でも虎列刺（コレラ）や、黒死病（ペスト）と違い、インフルエンザといえば、なんとなく、その手は、細く白く、薄紗を透して幽かな宝石の光りをさえ感ぜしめるではないか。私も先年「恐ろしい風邪」を引いて、危く一命を墜とそうとした」（「風邪一束」）

●永井荷風（1879～1959）もスペイン風邪にかかり高熱に苦しんだ。

・1918年（大正7年：39歳）3月11日、風邪の心地にて早く寝に就く。11月11日、風邪ひきしにや筋骨軽痛を覚ゆ。11月16日、猶病床に在り。12月19日、悪寒甚しく薬を服して早く寝につく。12月30日、寒気甚し。

・1919年（大正8年40歳）正月12日、咳嗽甚し。午後病臥。5月6日、近頃雇入れたる老婆急病にて去る。5月30日、昨朝八時多年召使ひたる老婆しん病死せし旨その家より知らせあり。8月19日、風邪、腹痛去らず。9月

10日、風邪癒えず。12月16日、風邪未癒えず。寒気日に日に加はる。
・1920年（大正9）。41歳。正月12日、忽然悪寒を覚え寝につく。正月13日、体温40度に昇る。正月15日、大石君診察に来ること朝夕2回に及ぶ。正月16日、熱去らず。正月19日、病床万一の事を慮りて遺書をしたゝむ。正月22日、悪熱次第に去る。目下流行の風邪に罹るもの多く死する由。余は不思議にもありてかひなき命を取り留めたり。（『断腸亭日乗』）

●歌人の斎藤茂吉（1882〜1953）もまたスペイン風邪の痛手を受けた。当時、長崎医学専門学校（現・長崎大学医学部）の教授だった茂吉は血痰に悩まされた。1920年（大正9）1月6日、東京から義弟の斎藤西洋が長崎を訪れたので妻・てる子と長男・茂太（精神科医・随筆家。1916〜2006）と共に大浦の長崎ホテルで晩餐をとり、楽しく過ごした。帰宅後、急激に発熱し、寝込んだ。その後、肺炎を併発、4〜5日間は生死を彷徨し、一時は生命を危ぶむ状況であった。以後、50日あまり治療と療養に専念。妻・てる子と茂太も罹患したが、症状は比較的軽微ですぐに回復した。

●芥川龍之介（1982〜1927）の病状はかなり重かったようだ。
「僕は今スペイン風邪で寝ています。うつるといけないから来ちゃだめです。熱があって咳が出てはなはだ苦しい」（1918年11月2日付友人への手紙）。詩句にもそれが見える。「胸中の凩（こがらし）咳となりにけり」……。呼吸のたびに鳴る"ヒューヒュー"という音が聞こえてきそうである。

●スペイン風邪の流行・拡大は文芸の世界だけでなく、建築や科学技術の分野にも及んだ。日本近代建築の先駆者で東京駅や日本銀行本店を設計したことで知られる辰野金吾（1854年、唐津生まれ）もスペイン風邪で命を落とした。12月（1918年）より軽い気管支炎に罹り、館山の別荘で療養していたが、議員建築（国会議事堂）の設計コンペの審査員だったため、3月15日、無理を押して東京・赤坂の自宅に戻った。最終選考（3月19日）を終えたが肺炎を併発、審査結果発表の5日後（3月25日）に死去した。
「25日午後に至り病状愈々（いよいよ）革（あらた）まり薬石効なく同夜10時遂に薨去（こうきょ）せられたりき。享年66…（略）…博士その死期に近づくを知るや家人近親を枕頭に集めこれに告別し、悠揚（ゆうよう）迫らず萬歳（ばんざい）を唱えて晏（やすら）かに眠れり」（建築雑誌388号）。

（編集部）

8
残された課題

【最新のデータから】

●退院して 1 年が過ぎた。その間、新型コロナを取り巻く状況が大きく変わった。感染者は増大し続け、ついに 100 万人を突破、2021 年 8 月 31 日現在で全国の感染者累計は 149 万 1352 人に爆発的に増大した。退院した 1 年前の 8 月 31 日の全国の感染者累計は 6 万 9233 人だったから 21 倍ほどに膨れ上がったことになる。死亡者も累計 1,313 人から 1 万 6083 人へと 12 倍に増加した。

・1 日あたりの新規感染者の増大も目をみはる。2020 年 8 月 31 日の新規感染者は 434 人だったのが、2021 年 8 月 31 日には 1 万 7713 人と 41 倍に増えている。また人工呼吸器や集中治療室などで加療している重症者も、236 人だったのが 2,110 人へと大きく増大、死亡者も 2020 年 8 月 31 日では 14 人だったのが 65 人へと増大している。医療現場の逼迫さが伝わってくる。

●これを「東京都」で見ると、感染者累計は、2020 年 8 月 31 日時点で 2 万 817 人だったのが、2021 年 8 月 31 日では 34 万 3574 人と 16.5 倍に大幅に増大。死亡者は 363 人だったのが 2493 人、入院者は 1,445 人だったのが 4,303 人、重症患者も 32 人だったのが 287 人と大きく増大した。その内訳は、20 代が 5 人、30 代が 20 人、40 代が 42 人、50 代が 119 人、60 代が 56 人、70 代が 39 人、80 代が 6 人と幅広い層に拡がっている。

・1 日あたりの新規感染者も、2020 年 8 月 31 日時点で 100 人だったのが、2021 年 8 月 31 日では 2,909 人と 29 倍に増大、その年代別内訳も様変わりした。私が入院していた頃は若い世代と夜の繁華街で働く人が多かったが、それ

が幼若年層・壮老年層を問わず、各年代層に満遍なく拡大している。2021年8月31日の内訳は、2,909人中、10歳未満が214人、10代が273人、20代が791人、30代が588人、40代が497人、50代が332人、60代が114人、70代が54人、80代が31人、90代が15人となっている。

●「感染経路」も様変わりした。昨年の今頃は「夜の街」で働く人が多かった。それが現在では家庭内感染が中心を占め、職場内、施設内、会食と、感染の機会も生活圏内に変わってきた。

●さらには、軽症者の「自宅療養中」に死亡する事例が目立つようになった。ある40代の男性は、感染が確認され、発熱と咳の症状があったが「軽症」と判断され、入院調整は行なわれず、自宅で療養中に亡くなっている。この男性は1人暮らしで、脳に疾患があったという。また50代の男性は、同じく発熱と咳の症状があったが「軽症」と判断され、自宅療養中に死亡した。この男性も一人暮らしで、糖尿病や高血圧の基礎疾患があったという。こうした事例が今後増えていくことが懸念される。すでに、第5波に入ってから自宅療養中の死亡が24人確認されている。

【今後の対策】

●そうした中、国内のワクチン接種の累計が7000万人を超えた（2021年9月2日現在、ワクチン接種累計人数70,484,641）。すでにいろんな研究から、ワクチン接種による病状の重症化を予防し、死亡の危険を減少させる効果があることが確かめられている。

横浜市立大の研究チームの報告によれば、ファイザー製ワクチン2回接種で従来株に対しては99%の人が十分な抗体を獲得していたことがわかった。また千葉大学病院の報告では、ファイザー製ワクチンを接種した職員1,774名全員の抗体価の上昇がみられ、ワクチンの有効性が確認された。さらには、国立感染症研究所の報告によれば、少なくとも1回接種した国内の医療従事者110万人の「ワクチン接種後どのくらいの人が新型コロナウイルスに感染したか」の調査で、「ワクチンを接種した後2週間以上では、新型コロナウイルス感染

が約60％抑制された」と結論している。

●さらには、厚労省は、新型コロナウイルスワクチンを2回接種した65歳以上の高齢者は、未接種の高齢者に比べて感染後の死亡率が5分の1程度にとどまると発表（2021年8月11日）。大阪府は、新規陽性者のうち、2回目の接種をしていた人が317人で、このうち重症・死亡は0で、ワクチン接種によって重症化と死亡を下げる効果があるとしている（2021年8月18日）。香川県では、2021年8月1日から20日までの間で、ワクチンを2回接種していた人は、そうでない人と比べ90％以上感染が少なく、ワクチン2回接種後にコロナを発症した方42名のうち重症化や死亡に至った方はいなかったと報告している。

イタリアでは「デルタ株」が大半となっているが、ワクチン接種完了者は重症化・死亡の危険が97％減少するとしている（8月27日、イタリア高等衛生研究所）。

●2021年9月1日、国立感染症研究所の感染症疫学センターは、ファイザー製ワクチンの有効性の推定結果を公表した。それによれば、ワクチン2回接種完了後2週間以上経過した人では、60歳以上の男性で94.7〜96.9％、女性で92.6〜96.1％と高率に有効性が認められ、また20〜59歳の年齢層でも、男性で89.6〜93.4％、女性で85.4〜91.8％と高率であった。このコロナ禍の収束に大いに期待したい。

●一方、「治療薬」の開発も待たれる。現在、国内で使用されている主な治療薬は、「レムデシビル」（RNAポリメラーゼ阻害薬）、「デキサメタゾン」（ステロイド薬）、「バリシチニブ」（ヤヌスキナーゼ阻害薬）、「トシリズマブ」（IL-6＝インターロイキン-6の作用を阻害）、「ファビピラビル」（抗インフルエンザウイルス薬）である。それに抗寄生虫薬である「イベルメクチン」も期待されている。

●加えて、「抗体カクテル療法」への期待は大きい。抗体カクテル療法は、「カシリビマブ」と「イムデビマブ」の2つの中和抗体を組み合わせた点滴薬を患者に投与することで、ウイルスのスパイクタンパク質の受容体結合部位に結合

して、ウイルスが人の細胞に侵入するのを防ぐ効果があり、軽症段階から使える国内初の新型コロナ治療薬として期待されている。

「対象」は、発症から原則 7 日以内に、「50 歳以上」「高血圧や肥満」といった重症化リスクがあり、「酸素投与」の必要がない軽症・中等症などである。抗体カクテル療法は海外の臨床試験では、入院や死亡のリスクを 7 割減らす効果が確認されており、また都立病院でも患者のおよそ 8 割に「症状の改善」がみられたという。

●解決策としては、すでに厚労省の内部で議論されていると聞くが、感染拡大に伴う医療提供体制のひっ迫を避けるためには、いまの「2 類相当」から季節性インフルエンザと同じ「5 類相当」に引き下げる時期にあると考える。希望者全員にワクチン接種が行き渡った後に実施してはどうかと思う。

【分断と再構築】

●新型コロナは社会の至るところで「格差」と「対立」と「分断」を生んでしまった。少し見渡しただけでも、大したことない派：恐怖派、感染者：非感染者、マスク派：非マスク派、ワクチン派：反ワクチン派、経済優先派：人命優先派……。

●地域のコミュニティの分断は深刻だ。とくに閉鎖的な地方社会でのコロナに向けられる風当たりは強い。ある小さな町で、同じ地区に住む高齢女性がコロナに感染し、回復したが住民から避けられているとか、また感染者が周囲の心ない対応から転居したという話も伝え聞く。

●とりわけ、「経済優先派：人命優先派」の対立・分断は深刻である。そこには「「コロナより経済活動が停滞するほうが怖い」という考えがある。経済界でも、「感染症対策をしっかりと実施した上で医療キャパシティーを拡充しながら経済を回す」ことを主張する人々と、「高齢者だけでなく基礎疾患を持つ者のリスクを重視し、国が資金面での各種支援を担保して、強制力のあるロックダウン（外出制限）などを行ない、人の流れを止める」ことを求める人々の対立がある。企業は事業の継続と雇用の維持を最優先したい。だが現実は経済

活動を再開すれば、感染再拡大のリスクが高まるという困難な経済運営が迫られている。つまるところ、感染防止と経済再生の両立する新しい経済社会構造の確立に行き着く。

●「世代間」の分断も深刻である。25歳未満の若者は、26歳から64歳までの世代に比べて、パンデミックによって職を失う確率が2.5倍高いという試算がある（経済協力開発機構：OECD）。にもかかわらず年長者たち、中高年者たちは、若者の失業や貧困に気づかないか、気づかないふりをしている。コロナが拡大する中でも経済的既得権にしがみつく年長世代……。そうした態度に若い世代は不満を募らせ、怒りと憎しみを強める。

OECDの調査によれば、カナダでは若年労働者数が2020年2月から5月にかけて33%減少したとのことだ。「コロナ世代」と称される彼らは、仕事の経験や仕事を見つけるチャンスが乏しいまま卒業することになる。OECDは、「不安定な雇用と賃金で、若者が受けた傷は長く続くだろう」と予測している。

●「性別」による格差・分断もまた深刻である。OECDによれば、女性は男性より雇用が大幅に減少しているという。コロナの影響を最も受けている産業従事者の多くは女性で、解雇されやすい傾向にあり、EUでは3月の失業率が男性（1.6%）より女性（4.5%）のほうが高かった。OECDは「いま、格差や疎外といった問題に対応しなければ、社会の分断がより深まるだけでなく、生産性や経済回復に悪影響を及ぼすことになる」と警告している。

●「ペスト」（黒死病）のことを調べていたらこんな言葉に出くわした。

「上手に語ってるぜ　地獄のことを！」

「あっち行け　爺さん！　俺たちに構うな！」……。

これはロシアの詩人・プーシキン（1799～1837）の「黒死病時代の饗宴」の中に出てくる一説である。「地獄」を「自粛要請」に置き換えると今に通じる。当時にあって司祭（ここでは「爺さん」）は聖職者であり、権威者であった。今の日本にあっては為政者か。その日本にあっては、コロナ対策は法的強制力を行使しない「自粛要請」に頼ってきた。だが、権威の象徴ともいえる為政者への信頼が失墜すれば、自粛に応じる動機は失われる。なぜなら、権威が通じ

るのはある程度機能していることが前提だからである。この言葉が路上で酒盛りをする若者たちの姿と700年前の若者たちの饗宴が時空を超えて重なる。

【修復と再構築への道】

●戦後、私たちは「個人の尊厳を重んじる」ことを価値としてきた。それは、具体的には「私の価値を大事にする」「私の生命を守り」「私の権利を大事にする」ことであった。だが「私」を優先するあまり、「公」が軽んじられるようになった。その結果、社会が脆弱化したようにも見える。

新型コロナは、罹るのは「個人・私」だが、感染拡大の被害者は「社会・公」である。そこに「個人」を優先させれば、自ずから社会の脆弱化を招くことになる。この「私」と「公」が一対となってこそ、感染拡大に歯止めをかけることができる。いま、この「公私」のバランスが求められている。「私の生命も大事」にし、「私の利益も大事」にし、そして「公の生命も利益も大事」にしてこそ、社会も元気になるのだと思う。

もはや、行政にできることには限界がある。いまや「自分は大丈夫」という正常性バイアスを捨て、一人ひとりがこの非常事態に主体的に動くことが求められている。

●こうした「分断」をどう修復し、どう再構築していくか……。このキズ跡を修復するだけでなく、この先にある新たなスタンダードを構築していくために何が必要か、そして何が正しくて、何が間違っていたのか。それを俯瞰・分析して、次の感染症に有効な対策のシナリオを描いていって欲しい。これから医療者を志す若い人たちにはとくにそれを希望したい。（協力：編集部）

エピローグ

長い入院・闘病生活を終えて

●本を綴じるにあたって、いくつか補足しておきたい。

一つは、遅まきながら、ようやく治療において「抗体カクテル療法」が現実になってきたことがある。イギリスのグラクソ・スミスクライン（GSK）の開発した「ソトロビマブ」（点滴投与薬）も実用段階にある（すでにアメリカでは申請許可が出ている）。

一方、治験段階ではあるが、カナダの Genova Inc. が開発した吸入薬のインターフェロン製剤（IFN）である「Novaferon」も DNA シャフリング（遺伝子配列再構成）により生まれた非天然タンパク質で、抗ウイルスのスペクトルが広く、著しく抗ウイルス活性を増強させる（ヒト天然インターフェロンの10倍以上）作用があり、ウイルスの侵入を遮断する。これを鼻から吸入することで、上気道から患部へ迅速かつ効率よく輸送できることから、高い治療効果が望める。

「ワクチン」に関していえば、「変異株」という問題も課題として残っている。Covid-19 のような RNA ウイルスは変異が多く、2 カ月程度のスパンで置き換わるというデータもあり、その対応が難しい。今後、新たな変異株の出現を想定したワクチン開発の必要性がある。

私が罹患した昨年の 4 月は「第 1 波」と呼ばれていた。退院する 8 月頃が「第 2 波」、12 月から今年の 1 月に「第 3 波」、5 月には「第 4 波」、そしてこの夏（8 月）にはとうとう「第 5 波」となった。これは 100 年前のスペイン風邪の時も、同じく 1918 年 8 月から「第 1 波」、翌年 10 月から「第 2 波」、1920 年 8 月から「第 3 波」と繰り返しての流行が見られた。これは、変異株

が出てきたことを示している。今回のCovid-19もまったく同じ経過をたどっている。このことから推定すると、スペイン風邪が3年の時を経て終焉したように、今回のCovid-19の終息は2022年12月頃と予想される。

さらにもう一つ、スペイン風邪が終息した頃に「関東大震災」（1923年・大正12年）があったことも記憶にとどめておく必要がある。スペイン風邪パンデミックも関東大震災も歴史の中にあるが、その歴史は現代の物語でもある。

● 107日に及ぶ入院生活に終止符を打ち、自宅に戻ることができたのが8月1日であった。4月からの緊急入院からは、すっかり季節が変わっていて、梅雨も過ぎ、完全に猛暑の夏になっていた。社会情勢も様変わりし、すっかり「浦島太郎状態」であった。退院が決まったとき、「すぐにでも仕事に復帰してもいいですよ」という主治医の言葉に励みをいただいた。

そこで、心配をかけてしまった妻に、せめてもの恩返しと思い、「10日ほど、静養をかねて富士山麓の山の家に行って、いい空気を吸って、快適に過ごそうと思う」と提案し、退院2日目に、妻を乗せて富士山麓の山の家に向けて車で出かけた。さいわい入院後半の2カ月半は自覚症状もなく、ひたすらリハビリに励んできたこともあり、体力の回復には密かなる自信があった。退院10日目には、友人たちとゴルフを共にした。カートを使って18ホールを回れたのは、大きな収穫であった。体力・精神力ともに「75%」の回復と感じた。

そして、万全を期して、8月11日から社会復帰し、内科外来での仕事に戻った。どのような反応があるのか少し不安だったが、そこには私の帰りを待ちに待っていてくださる多くの患者さんがいた。皆さん、怖がりもしないで、歓迎してくれたのがただただうれしかった。「ここにいてもいいのだ」という安心感はなにものにも替えがたいものであった。

●「108つの煩悩」というのがある。心身を乱したり、悩ませたりする心を指すが、欲・怒り・憎しみ・愚痴・我執・悪意など、その種類は多く、「108煩悩」「八万四千の煩悩」ともいわれる。除夜の鐘を「108回」突くのは、この煩悩を払うためだそうだ。75歳の後期高齢者になったいまも、まだ迷っ

てばかりである。今回の入院は「108つの煩悩」ならぬ「107日の闘い」となってしまった。

●このたび、「コロナ感染症との戦い」と題して、日記風・コラム風にまとめてみた。入院中に思いついたことをメモし、それに肉付けすることでこうした形になった。出版にあたって加筆・補筆したことをお断りしておく。また「人間と歴史社」の編集部の力をお借りしたこともつけ加えておく。

内容にはご批判も多々あろうかと思うが、医師として、そして患者として、自分が体験したことを多くの皆様方に知っていただき、少しでも今後の参考になればと思う。ただ、私の医療や疾患に対する感じ方は、一般の読者・患者さんと違うところがあるかもしれない、違和感を感じられる表現があるかもしれない。そこのところはご容赦いただきたい。

●新型コロナ感染症では「早期診断・早期治療」が最も重要である。こうして私が死の淵から生還できたのは、「検査」→「診断」→「入院」→「早期治療」という一連の流れが寸断されることなく連動していたことにある。そこには、日本大学医学部の同窓生らの導きがあった。それゆえ、「生かされた命」と思っている。改めて感謝したい。また日大医学部付属板橋病院の2N（コロナ軽症者病棟）、3N（ICU・集中治療室）、8Aの病棟の看護師さんたちへの感謝は言葉では言い尽くせないものがある。「白衣の天使」ならぬ、「重装備の天使」たちは、コロナ感染患者を怖がらず、しっかりとした看護・介護を実践してくれた。こうして生きて、社会復帰できたのも彼女らのおかげである。感謝に堪えない。深くお礼を申し上げる。

●また、出版にあたっては「人間と歴史社」の佐々木久夫氏ほかスタッフの皆さんの協力を得た。感謝申し上げる。なお、感染者等の数字は厚生労働省、東京都、NHK、国立感染症研究所の発表に準拠した。

2021年9月吉日

岡野匡雄

著者略歴

岡野匡雄（おかの ただお）

1945 年 7 月生まれ。1970 年日本大学医学部を卒業。当時の国鉄・中央鉄道病院で内科研修。1976 年内科専門医資格取得後日本大学病理学教室へ。講師、助教授と昇格。1982 年〜1984 年：米国テネシー州 Vanderbilt 大学内分泌部門留学。1984〜1990 年：日本大学医学部病理学助教授。1990 年 7 月財団法人・東京都保健医療公社東部地域病院検査科部長就任。2015 年 4 月同院副院長。2016 年 4 月同東京都がん検診センター副所長就任。2011 年同定年退職。2007 年〜2013 年：日本大学医学部同窓会第 10 代会長就任（現顧問）および日本大学客員教授。2014 年から 2021 年 3 月まで日本大学医学部大学院講師。現在、みかわしまタワークリニック顧問、松本歯科大学特任教授等。資格：総合内科専門医、内分泌・代謝専門医（内科）、糖尿病専門医、病理専門医、細胞診指導医、臨床検査専門医、未病専門医等。

しんがた　　　　　　　　　かんじゃがく
新型コロナの患者学—新型コロナ感染症に罹患した医師の 107 日の闘い

初版第 1 刷　2021 年 10 月 30 日

著　者　　岡野匡雄
発行人　　佐々木久夫
発　行　　株式会社 人間と歴史社
　　　　　東京都千代田区神田小川町 2-6　〒 101-0052
　　　　　電話　03-5282-7181（代）/ FAX　03-5282-7180
　　　　　URL http://www.ningen-rekishi.co.jp
　　　　　E-mail ninreki@jt5.so-net.ne.jp
© 2021 Tadao Okano and Ningentorekishisya　Printed in Japan
ISBN 978-4-89007-218-7　C0036

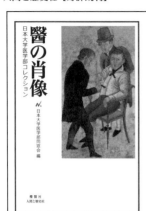

醫の肖像
日本大学医学部コレクション

宮川美知子著
日本大学医学部同窓会編

●日本の医療の起源を史料と肖像でたどる！「唐甘伯宗歴代名医図賛」「大同類聚方」丹波康頼、山脇東洋、永富独嘯庵、華岡青洲、浅田宗伯、杉田玄白、戴曼公、緒方洪庵、松本良順、橋本左内、相良知安、三宅秀、呉秀三、山極勝三郎ほか全76篇に解説と逸話を付して読者を医の来歴へと誘う。曲直瀬玄朔の「神農像」、江戸錦絵は必見！●酒井シヅ氏「この素晴らしいコレクションが多くの人の目に触れ、愛でられることを願っている」

A5判カラー　並製　定価：2,500円＋税

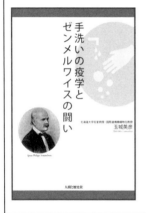

手洗いの疫学と
ゼンメルワイスの闘い

北海道大学名誉教授　玉城英彦

●歴史上初めて手洗い・消毒の重要性を訴え、接触感染による産褥熱の死から若い母親たちを守った感染防護の父・ゼンメルワイス。その悲劇の生涯を疫学的観点から検証！
今日では常識になっている衛生に関する知識は、実は地道な疫学研究の成果である。感染防止ための手洗いは今では小学生でも常識になっているが、ゼンメルワイスの登場以前は常識ではなかった。手洗いの有効性が知られているのは、彼の壮絶な闘いの成果である。‥‥国際保健医療を目指す高校生や大学生にとくに読んで欲しい一冊である。（三重大学大学院医学系研究科・谷村晋）

A5判　並製　定価：1,800円＋税

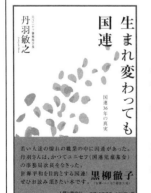

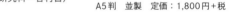

生まれ変わっても国連
国連36年の真実

丹羽敏之

●本書は「国連の危機」といわれている現状に対し、一石を投じる書である。著者は国連幹部職員として、また国際的なオピニオン・リーダーとして長期にわたり開発・人道援助に携わった。開発援助の形態をダイナミックなプログラミングとして捉え、相互に依存している共同体との公益性、多国間・二国間の援助協調の可能性を先駆的に推進。広島に生まれ被爆。民間企業から国連に入り、日本人初のユニセフ事務局次長となった著者の開発人道活動の軌跡。国連における国際公務員を目指す者にとって、とくに人道・開発援助機関を志望する若者に一読を勧めたい。

A5判　並製　定価：3,500円＋税

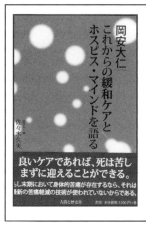

これからの緩和ケアと
ホスピス・マインドを語る

元日本大学医学部教授
岡安大仁

●岡安先生の「臨床」は呼吸器内科学とともに、本書の主題である「緩和ケアの実践」をとおして「死の臨床」へ向かう。ここにはそれまでの臨床医学にとって「秘すべき」ものであった「死」に対して、医療者自身がこれを直視し、そして「死にゆく」患者になにほどかでも寄り添っていこうとする意識の芽生えと実践があった。日本大学医学部における「ターミナルケアミーティング」を経て、「死の臨床研究会」の立上げはその嚆矢であった。（序にかえてより）

A5判 並製　定価：3,000円＋税

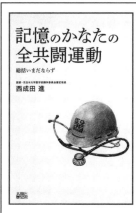

記憶のかなたの全共闘運動

総括いまだならず

西成田進

●全共闘運動とその崩壊の後、《医》はもっとも開放されたくない相手に解放され、知識人の解体と臨床テクノクラートの産生をもたらし、医学的「知」は利潤に結びつくことによってしか存在できなくなった。日本大学医学部闘争委員会書記局長として体制と反体制の相転移に漂った全共闘運動の位相！（付・日大医学部闘争史）

A5判　並製　定価：1,800円＋税

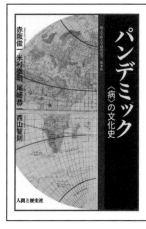

パンデミック

〈病〉の文化史

赤阪俊一　米村泰明　尾﨑恭一　西山智則＝著

パンデミックは“パニック現象”を引き起こす
―そのとき、人間はどう行動したか。そして社会は、国家は……。来るべきパンデミックに備え過去と現在から未来を観照する。
●主な内容
西洋中世における病への対応―はやり病とハンセン病
英国中世・チューダー朝と〈病〉―〈病〉への眼差し
近代日本のハンセン病対策―体面・戦力・専門バカと人権
映画における放射能汚染の表象―見えない恐怖を見せる

A5判　並製　定価：3,200円＋税

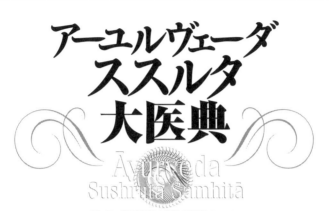
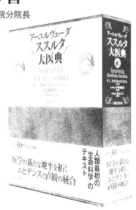